中醫臨床大系
舌苔図譜

Atlas de
Semiologia da Língua

Instituto de
Medicina Tradicional Chinesa da Beijing

中醫臨床大系
舌苔図譜

Atlas de Semiologia da Língua

Instituto de Medicina Tradicional Chinesa da Beijing

Son Tian Pin

Tradução: Lo Der Cheng
Médico, Pós-graduado no Acupuncture Institute of China Academy of Traditional Chinese Medicine.

ROCA

Traduzido do Original: 中醫臨床大系
舌苔図譜

Copyright © 1983, 1ª Edição do Instituto de Medicina Tradicional Chinesa da Beijing
ISBN: 075-722-5151

Copyright © 1994 da 1ª Edição pela Editora Roca Ltda.
ISBN: 85-7241-088-0

Nenhuma parte desta publicação poderá ser reproduzida, guardada pelo sistema "retrieval" ou transmitida de qualquer modo ou por qualquer outro meio, seja este eletrônico, mecânico, de fotocópia, de gravação, ou outros, sem prévia autorização escrita da Editora.

Dados Internacionais de Catalogação na Publicação (CIP)
(Câmara Brasileira do Livro, SP, Brasil)

Pin, Son Tian
  Atlas de semiologia da língua / Son Tian Pin ; tradutor Lo Der Cheng. — São Paulo : Roca, 1994. — (Medicina tradicional chinesa na prática médica)

  ISBN 85-7241-088-0

  1. Língua – Doenças 2. Medicina chinesa I. Título. II. Série.

94-1514	CDD-610.951

Índices para catálogo sistemático:
1. Doenças da língua : Medicina chinesa   610.951

Todos os direitos para a língua portuguesa são reservados pela

EDITORA ROCA LTDA.
Rua Dr. Cesário Mota Jr., 73
CEP 01221-020 – São Paulo – SP
Tel.: (11) 3331-4478 – Fax: (11) 3331-8653
E-mail: edroca@uol.com.br – www.editoraroca.com.br

Impresso no Brasil
Printed in Brazil

Prefácio do autor

O diagnóstico através da língua possui, na medicina chinesa, uma longa história. Entre os séculos III e IV a.C., este tipo de diagnóstico já era referido no capítulo "Diagnóstico de Patologias através da Língua" do livro "Caminho Interno do Imperador Amarelo" (Huan Thi Nei Tching). Mas foi no século XIII que surgiram as primeiras literaturas especializadas no assunto. Mais tarde, no século XVI, já havia inúmeras publicações que descreviam a teoria e as experiências a respeito. Atualmente, o diagnóstico através da língua atingiu um relativo grau de "maturidade" como método de diagnóstico peculiar, que reflete experiências ancestrais características do diagnóstico clínico da Medicina Tradicional Chinesa.

No "Caminho Interno" (Nei Tching), há a seguinte citação: "Aquele que souber fazer um diagnóstico através da simples observação, estará a um passo da condição divina."

O exame da língua é de extrema relevância para o exame clínico, e seu valor é especialmente significativo para o diagnóstico e tratamento na Medicina Tradicional Chinesa. Dentro dessa perspectiva, o diagnóstico pela língua possibilitada a identificação da condição (deficiente ou excessiva) da circulação energética do sangue nos órgãos internos do corpo, o grau de invasão da patologia no organismo, assim como a evolução das alterações do quadro clínico, sendo também muito importante na prescrição de medicamentos e no prognóstico das doenças.

De acordo com a experiência clínica do autor, o aspecto da língua (sinais observáveis na língua) sofre variações rápidas e claras, sendo a referência mais precisa das nuances das condições patológicas. Seu método de diagnóstico é também simples e de grande importância no julgamento clínico, além de ser de comprovação irrefutável e *objetiva* dentro do diagnóstico.

Acompanhando a evolução da medicina, o diagnóstico pela língua representa, nos dias de hoje, uma janela para se observarem os órgãos internos do corpo humano, refletindo sua variadas alterações fisiopatológicas e demonstrando a intensidade e a plenitude da atividade vital do organismo. Assim, o diagnóstico através da língua tem um grande valor com método peculiar capaz de identificar o estado de todas as funções do corpo humano. Clinicamente, as alterações do aspecto da língua são extremamente complexas. No entanto, a partir do momento em que se dominam os aspectos de maior importância, através da assimilação dos itens mais simples, pode-se aprender os mais complexos.

Apesar das centenas de milhares de variações sofridas pela língua, elas não fogem ao arranjo e combinação de cinco fatores, a saber: a coloração, forma e o aspecto de língua, e ainda a cor e a qualidade da saburra. Dentre esses fatores, os mais importantes, e que devem ser prontamente assimilados, são as alterações das qualidades de língua (cor, forma e aspecto) e de saburra. Basta, portanto, assimilar estas características básicas e seus respectivos significados clínicos para que se possa aplicar, na prática, a infinidade de informações referentes ao diagnóstico através da língua.

O ponto-chave encontra-se na compreensão do espírito e da essência do diagnóstico e do tratamento da Medicina Tradicional Chinesa. É somente a partir da consulta e da análise global dos quatro itens de diagnóstico (inspeção, ausculta/olfação, interrogatório e palpação – exame do pulso/pele) que o clínico pode se fazer valer da aplicação do diagnóstico pela língua de forma plena, atingindo seu objetivo (chegar à essência da questão) partindo de fenômenos superficiais.

Este Atlas optou por um método ilustrativo e empírico, de forma que o leitor possa assimilar, num curto espaço de tempo, o máximo de conhecimentos empíricos e adquirir experiência em termos de diagnóstico pela língua, além de obter, o mais rápido possível, uma noção clara a respeito desse diagnóstico. Para isso, com base em experiências de médicos de épocas remotas, aliadas à prática clínica vivenciada no próprio Instituto, algumas línguas foram fotografadas e em seguida classificadas de forma sistemática. Nosso objetivo é, através das fotografias, complementar os comentários escritos que não puderam ser expressos satisfatoriamente através do texto. Em relação às patologias apresentadas como exemplo nestas fotografias, demos ênfase àquelas de maior valor prático para o diagnóstico.

A primeira parte deste Atlas é uma simples introdução ao diagnóstico através da língua, e procura descrever, de forma sucinta, o método e os critérios deste diagnóstico de Medicina Tradicional Chinesa. Essa introdução tem como finalidade fazer o leitor compreender as fotografias o melhor possível e aprender através do seu estudo, obtendo, assim, maior proveito do uso prático delas.

As fotografias foram dispostas de forma ordenada, através de um método de classificação que considera as qualidades da língua como sendo a "classe", a "saburra" e a "ordem". No final do livro, foi anexado um índice remissivo classificado no ordem de "cor da língua", "forma da língua", "movimento da língua", "cor da saburra" e "qualidade da saburra", procurando com isso facilitar a referência.

Após descrever as características da língua de forma genérica e com denominações simples, as explicações escritas se aprofundam nas principais características para, em seguida, com base em obras literárias antigas e experiências clínicas do profissional da Medicina Tradicional Chinesa, levantar as respectivas condições patológicas. Por fim, apresentamos a forma de diagnóstico e tratamento da Medicina Tradicional Chinesa, relacionando-a a exemplos concretos de patologias. Além disso, acrescentamos, para consulta, o diagnóstico da medicina ocidental para esses mesmos casos.

Gostaria de agradecer o caloroso apoio e estímulo que me proporcionaram os inúmeros pesquisadores especialistas de todas as áreas da comunidade médica chinesa (tanto aqueles que não trabalham no Instituto, inclusive o seu próprio presidente) durante o processo de fotografia e edição deste Atlas. Gostaria também de expressar minha profunda gratidão pelos demais renomados profissionais da Medicina Tradicional Chinesa que dispensaram seus esforços e grande parte de seu tempo examinando estas fotografias, de onde obtive orientações de grande valia. O autor, apesar do pouco conhecimento e da inexperiência nas técnicas fotográficas, procurou se esforçar ao máximo, o que não o isenta das falhas e pontos insatisfatórios que podem ser observados nas fotografias, cabendo aqui as críticas mais severas do caro leitor.

Instituto de Medicina Tradicional Chinesa da Beijing
Equipe de pesquisas e ensino de teorias fundamentais da medicina

Prefácio da versão para língua portuguesa

A Medicina Tradicional Chinesa vem ocupando um espaço cada vez mais importante no meio médico ocidental em virtude do número crescente de profissionais alopatas interessados no aprendizados e na aplicação de métodos milenares de diagnóstico e tratamento, cujos resultados obtidos estão cada vez mais fundamentados em pesquisas e tecnologia avançada. Este crescente interesse se baseia no potencial iatrogênico de certos procedimentos diagnósticos e terapêuticos na medicina alopata, associado à busca cada vez mais consciente de meios mais naturais (inócuos) de manutenção da saúde ou de cura de doenças do homem, tanto no mundo ocidental como no oriental.

Mao Tse Tung, em 1949, afirmou sabiamente que se a medicina ocidental era boa, e a medicina oriental também, o ideal seria a associação de ambas: somar.

É com esse intuito que realizamos a tradução do "Atlas de Língua e Saburra", editado na China em 1981. Os bons resultados em medicina dependem principalmente da consciência e experiência do profissional, e não dos conceitos ou dos procedimentos técnicos. Em virtude disso, através desta contribuição para a escassa bibliografia de Medicina Tradicional Chinesa em português, desejamos auxiliar os médicos iniciados e atuantes e perceberem a importância do diagnóstico pela semiologia da língua, e a praticarem um dos procedimentos menos utilizados por médicos ocidentais, por falta de acesso às fontes bibliográficas e de aprendizado.

A tradução desse Atlas, como todos os livros originais (em chinês) versando sobre Medicina Tradicional Chinesa, exigiu uma tradução séria do chinês para o português, uma interpretação dos conceitos fisiopatológicos e uma adaptação à língua médica sempre com a máxima fidelidade em relação ao texto original. Visando a coerência na tradução, vários termos de fisiopatologia em medicina foram mantidos sem adaptação.

Inspirados no provérbio chinês – "um pequeno quadro equivale a um milhão de palavras" – percebemos a importância de um Atlas de Semiologia da Língua (com 257 figuras – pequenos quadros) para os estudiosos e praticantes da Medicina Tradicional Chinesa.

Temos a certeza de que a competência profissional está vinculada à capacidade de prevenir processos patológicos e orientar o desenvolvimento físico e espiritual do seu semelhante, não importando a técnica utilizada nem a sua proveniência, mas o domínio (conhecimento teórico mais experiência) do profissional sobre a técnica. Por isso, esperamos poder contribuir para a formação teórico-prática dos médicos e praticantes do ocidente e, concomitantemente, para a divulgação e a desmistificação dos conceitos fisiopatológicos da Medicina Tradicional Chinesa, aproximando, assim, continentes que muito têm em comum.

Lo Der Cheng

Agradecimentos

Muito mais do que agradecer, gostaria de registrar o respeito pelo autor da versão original do "Atlas de Língua e Saburra" Son Tian Pin, pois, se traduzi-lo já foi uma tarefa árdua, percebo agora o trabalho que é o de escrever um livro, criar...

Não vejo forma melhor de reconhecimento deste valioso trabalho, do que traduzi-lo e reproduzi-lo da forma mais fiel possível.

Gostaria de agradecer a todas as pessoas amigas que conheci na Editora Roca. Não posso deixar de parabenizá-la pelo pioneirismo, no que diz respeito a editar trabalhos sérios e de peso sobre a Medicina Tradicional Chinesa, e externar os meus votos de muito sucesso neste empreendimento. Não posso deixar de agradecer de agradecer ao meu amigo professor Augusto Edmundo Braga, professor de Anatomia Humana (FMT, FET e AFE) do Rio de Janeiro pela sua participação para a realização deste livro.

Aos médicos praticantes e estudantes que buscam os conhecimentos fundamentais e a experiência milenar da Medicina Tradicional Chinesa, ofereço a minha humilde contribuição, estando aberto para críticas e observações, pois é delas que depende a continuidade do aprimoramento deste Atlas.

Lo Der Cheng

Índice

Introdução 1
    Diagnóstico através da língua 1
    Princípio do diagnóstico através da língua e seus significados 1
    Método de diagnóstico através da língua
    e os cuidados a serem tomados 2
    Critérios do diagnóstico lingual 4

Parte I – Língua e saburra normais 11
    1. Língua vermelho-clara com revestimento (saburra) branco, fino e úmido 13
    2. Língua vermelho-clara, com marcas de dentes
       (facetas) e revestimento branco, fino, úmido e escorregadio 14
    3. Língua vermelho-clara com revestimento branco e fino 15
    4. Língua vermelho-clara com revestimento fino e branco 16

Parte II – Língua pálida e sua análise 17
    5. Língua pálida e brilhante 19
    6. Língua pálida e fina com pouco revestimento (saburra) 20
    7. Língua pálida com revestimento transparente 21
    8. Língua pálida com revestimento branco e deteriorado de aspecto cozido 22
    9. Língua pálida com revestimento coberto por flocos brancos 23
    10. Língua pálida com revestimento fino e branco 24
    11. Língua pálida com revestimento fino, branco, úmido e escorregadio 25
    12. Língua pálida com revestimento fino e branco 26
    13. Língua pálida com revestimento fino, branco e pegajoso 27
    14. Língua pálida com revestimento branco, úmido e ligeiramente espesso 29
    15. Língua pálida com revestimento branco, pegajoso e seco 29
    16. Língua pálida com revestimento branco e pegajoso 30
    17. Língua pálida com revestimento branco, espesso e pegajoso 31
    18. Língua pálida e envelhecida com revestimento branco e deteriorado 32
    19. Língua pálida e envelhecida com revestimento branco e aspecto granulado 33
    20. Língua pálida com revestimento branco em forma de pó 34
    21. Língua pálida com revestimento branco e deteriorado 35
    22. Língua pálida com revestimento destacado parcialmente 36
    23. Língua pálida com revestimento branco na
        extremidade (ponta da língua) e amarelo na raiz 37
    24. Língua pálida com ponto vermelho e
        revestimento branco, pegajoso e discretamente amarelado 38
    25. Língua pálida, levemente avermelhada e com revestimento
        branco, espesso, pegajoso e ligeiramente amarelado 39
    26. Língua pálida com facetas dentárias e revestimento
        branco deteriorado (putrefeito) com a parte central amarelada 40
    27. Língua pálida com extremidade vermelha e revestimento branco
        e pegajoso, amarelado nas duas laterais 41

28. Língua pálida com revestimento amarelo fino 42
29. Língua pálida com revestimento amarelado, fino e pegajoso 43
30. Língua pálida com revestimento amarelo e escorregadio 44
31. Língua pálida, sendo vermelha em toda extensão das bordas,
    com revestimento transparente, amarelo e escorregadio 45
32. Língua pálida e mole, com revestimento amarelado e pegajoso 46
33. Língua pálida, sem revestimento parcialmente branco e parcialmente amarelado 47
34. Língua pálida com revestimento parcialmente branco e parcialmente amarelado 48
35. Língua e revestimento com duas faixas amarelas 49
36. Língua pálida com revestimento amarelo e ressecado 50
37. Língua pálida com revestimento amarelo, pegajoso e negro no centro 51
38. Língua pálida com revestimento branco passando para o amarelo,
    granulado e pegajoso 52
39. Língua pálida com revestimento branco úmido,
    escorregadio nas bordas e acinzentado no centro 53
40. Língua pálida com revestimento branco, úmido,
    escorregadio nas bordas e acinzentado no centro 54
41. Língua pálida com revestimento negro e ressecado 55

Parte III – Língua vermelho-clara e sua análise 57
42. Língua vermelho-clara e brilhante 59
43. Língua vermelho-clara e brilhante (língua em espelho) 60
44. Língua vermelho-clara com pontos negros, revestimento escuro e escasso 61
45. Língua vermelho-clara com revestimento transparente 62
46. Língua vermelho-clara com revestimento transparente 63
47. Língua vermelho-clara com revestimento transparente 64
48. Língua vermelho-clara e edemaciada, com revestimento fino, branco e úmido 65
49. Língua vermelha, escurecida e edemaciada com revestimento branco e fino 66
50. Língua vermelho-clara com fissuras e revestimento fino e branco 67
51. Língua vermelho-clara com revestimento fino, branco, úmido e escorregadio 68
52. Língua vermelho-clara com mancha
    hemorrágica e revestimento fino, branco e seco 69
53. Língua vermelho-clara, com tonalidade
    mais escura e revestimento fino, branco e seco 70
54. Língua vermelho-clara, tendendo para escura, com revestimento fino,
    branco e pegajoso 71
55. Língua vermelho-clara com mancha
    hemorrágica coagula e revestimento branco e fino 72
56. Língua vermelho-clara com tom mais escuro e revestimento destacado 73
57. Língua vermelho-clara com revestimento destacado em forma de flor
    (língua geográfica) 74
58. Língua vermelho-clara com revestimento branco e pegajoso,
    com partes destacadas em forma de flor (língua geográfica) 75
59. Língua vermelho-clara com revestimento destacado 76
60. Língua vermelho-clara com manchas
    arroxeadas e revestimento branco, pegajoso e destacado 77
61. Língua vermelho-clara com revestimento úmido,
    escorregadio e destacado 78
62. Língua vermelho-clara com revestimento
    em forma de coração de galinha 79

63. Língua vermelho-clara com manchas roxas e
pontos vermelhos com revestimento fino, branco e pegajoso 80
64. Língua vermelho-clara com revestimento fino, branco e pegajoso 81
65. Língua vermelho-clara com facetas (marcas) dentárias
e revestimento fino, branco, pegajoso e escorregadio 82
66. Língua vermelho-clara com revestimento fino, branco e escorregadio 83
67. Língua vermelho-clara com desvio lateral e com revestimento fino e branco 84
68. Língua vermelho-clara com pontos vermelhos e
revestimento fino, branco, úmido e escorregadio 85
69. Língua vermelho-clara, atrofiada e mole com
revestimento fino, branco e escorregadio 86
70. Língua vermelho-clara com pontos vermelhos e
revestimento fino, branco e pegajoso 87
71. Língua vermelho-clara com revestimento branco, escorregadio e pegajoso 88
72. Língua vermelho-clara e de tonalidade escura apresentando
pontos negros, com revestimento branco e pegajoso 89
73. Língua vermelho-clara com manchas hemorrágicas
e revestimento branco, espesso e pegajoso 90
74. Língua vermelho-clara com revestimento branco, pegajoso e seco 91
75. Língua vermelho-clara com manchas hemorrágicas e pontos
negros; revestimento branco e ligeiramente úmido e espesso 92
76. Língua vermelho-clara com extremidade (ponta) vermelha e apresentando pontos
vermelho-escuros; revestimento branco, ressecado e pegajoso 93
77. Língua vermelho-clara com pontos vermelhos e revestimento branco e pegajoso 94
78. Língua vermelho-clara e envelhecida,
com revestimento branco, espesso e pegajoso 95
79. Língua vermelho-clara com revestimento branco, espesso, ressecado e pegajoso 96
80. Língua vermelho-clara e espinhosa com revestimento branco,
pegajoso e ressecado 97
81. Língua vermelho-clara e de tamanho bastante
aumentado com revestimento branco granulado 98
82. Língua vermelho-clara, magra e fina com revestimento branco granulado 99
83. Língua vermelho-clara com revestimento branco-acinzentado,
espesso e pegajoso 100
84. Língua vermelho-clara com revestimento dando aspecto de flocos de neve 101
85. Língua vermelho-clara e revestimento com aspecto de flocos de neve 102
86. Língua vermelho-clara com revestimento branco em forma de pó 103
87. Língua vermelho-clara com revestimento branco e pegajoso
na metade posterior 104
88. Língua vermelho-clara com revestimento branco pegajoso na metade direita 105
89. Língua vermelho-clara com revestimento
branco e escorregadio em um dos lados 106
90. Língua vermelho-clara com revestimento
branco e pegajoso em uma das laterais 107
91. Língua vermelho-clara com revestimento
branco e deteriorado em uma das laterais 108
92. Língua vermelho-clara com revestimento
branco e escorregadio em uma das laterais 109
93. Língua vermelho-clara com revestimento branco, deteriorado e amarelo no centro 110
94. Língua vermelho-clara com revestimento
branco e pegajoso, cinza na raiz da língua 111

95. Língua vermelho-clara com as laterais mais escuras e revestimento fino, branco e com duas faixas amareladas 112
96. Língua vermelho-clara com revestimento branco, pegajoso e amarelo claro 113
97. Língua vermelho-clara com revestimento branco, levemente amarelado e com aspecto de pó acumulado 114
98. Língua apresentando pontos vermelhos em sua extremidade e com revestimento branco, ligeiramente amarelado e pegajoso 115
99. Língua vermelho-clara com revestimento branco na raiz e amarelado na ponta da língua 116
100. Língua vermelho-clara com revestimento branco na extremidade e amarelo na raiz da língua 117
101. Língua vermelho-clara com revestimento branco na ponta e amarelo na raiz da língua 118
102. Língua vermelho-clara com revestimento branco e escorregadio e extremidade (ponta), e amarelo-acinzentada na parte da raiz 119
103. Língua vermelho-clara com pontos vermelhos; revestimento branco, pegajoso e amarelo-claro 120
104. Língua vermelho-clara com revestimento branco, levemente amarelado 121
105. Língua vermelho-clara com revestimento fino, branco-amarelado e úmido 122
106. Língua vermelho-clara com revestimento amarelo nas duas laterais 123
107. Língua vermelho-clara com revestimento amarelo nas duas laterais 124
108. Língua vermelho-clara com revestimento amarelo, pegajoso num dos lados da língua 125
109. Língua vermelho-clara com revestimento parcialmente branco e parcialmente amarelado 126
110. Língua vermelho-clara com revestimento amarelo-acinzentado na metade posterior 127
111. Língua vermelho-clara com revestimento amarelo na metade posterior 128
112. Língua vermelho-clara que apresenta pontos vermelhos, com revestimento amarelo e pegajoso na metade posterior da língua 129
113. Língua vermelho-clara com revestimento branco e escorregadio e com a parte central amarela 130
114. Língua vermelho-clara com revestimento branco de aspecto deteriorado e parte central amarelada 131
115. Língua vermelho-clara de tamanho aumentado com manchas hemorrágicas e revestimento de coloração amarelo-esbranquiçada 132
116. Língua vermelho-clara, magra, fina e presença de manchas hemorrágicas, com revestimento amarelo, fino e seco 133
117. Língua vermelho-clara com saburra destacada 134
118. Língua vermelho-clara com revestimento amarelo deteriorado (putrefeito) 135
119. Língua vermelho-clara com revestimento amarelo e pegajoso 136
120. Língua vermelho-clara com revestimento amarelo e granulado 137
121. Língua vermelho-clara com revestimento amarelo, seco e com fissura 138
122. Língua vermelho-clara com revestimento amarelo-claro, pegajoso e aderente 139
123. Língua apresentando pontos vermelhos em sua extremidade e com revestimento amarelo, pegajoso e aderente 140
124. Língua vermelho-clara com tonalidade escura e revestimento amarelo, escorregadio e pegajoso 141
125. Língua vermelho-clara, com aspecto de superposição (língua dupla) e com revestimento branco nas bordas e cinza no centro 142

126. Língua vermelho-clara com revestimento branco,
     escorregadio e com a raiz acinzentada 143
127. Língua vermelho-clara com revestimento branco,
     pegajoso e com a raiz acinzentada 144
128. Língua vermelho-clara com pontos vermelhos; revestimento
     branco, escorregadio e com a raiz acinzentada 145
129. Língua vermelho-clara com revestimento amarelo nas bordas e cinza no centro 146
130. Língua vermelho-clara com revestimento parcialmente
     branco, liso e parcialmente amarelo e preto 147
131. Língua vermelho-clara com revestimento em forma
     de manchas amarelo-acinzentadas 148
132. Língua vermelho-clara com revestimento fino, branco acinzentado e seco 149
133. Língua vermelho-clara com revestimento amarelo,
     pegajoso e a parte central acinzentada 150
134. Língua vermelho-clara com revestimento branco,
     parte central amarela, raiz cinza e pegajosa 151
135. Língua vermelho-clara com revestimento branco nas bordas
     e manchas esverdeadas na parte central 152
136. Língua vermelho-clara com revestimento preto e seco 153

Parte IV – Língua vermelha e sua análise 155
137. Língua vermelha e brilhante 157
138. Língua vermelha, brilhante e curta 158
139. Língua vermelho-escura sem revestimento e poucas essências
     corpóreas-fluidos corpóreos (*Jin-Yê*) 159
140. Língua vermelho-escura com pouca saburra 160
141. Língua vermelha com pontos brancos com revestimento branco e fino 161
142. Língua vermelha com facetas dentárias e fissuras com
     revestimento fino e branco 162
143. Língua vermelha e fissurada com revestimento fino, branco e úmido 163
144. Língua vermelha e fissurada, com pouco revestimento (saburra) 164
145. Língua vermelha com manchas hemorrágicas e
     revestimento fino e branco 165
146. Língua vermelha com revestimento fino, branco e granulado 166
147. Língua vermelha e fissurada, com revestimento fino, branco e granulado 167
148. Língua vermelha com revestimento fino, branco, liso e úmido 168
149. Língua vermelha com revestimento branco, escorregadio e pegajoso 169
150. Língua vermelha com pontos vermelhos e revestimento
     branco e pegajoso (língua de estrela vermelha) 170
151. Língua vermelha com pontos proeminentes e revestimento
     branco, pegajoso e seco (saburra de estrela vermelha) 171
152. Língua vermelha com pontos vermelhos e com revestimento branco e pegajoso 172
153. Língua vermelha com revestimento transparente e destacado em forma de flor 173
154. Língua vermelha, magra, atrofiada e mole, com revestimento
     destacado e liso e com contorno da língua espessado e
     de aspecto flutuante (solto) 174
155. Língua vermelha com revestimento destacado em forma
     de flor (língua geográfica) 175
156. Língua vermelha com pontos vermelhos e revestimento destacado e descamado 176
157. Língua vermelha com revestimento branco e áspero 177
158. Língua vermelha com revestimento branco deteriorado (putrefeito) 178

159. Língua vermelho-escura com revestimento amarelo-claro 179
160. Língua vermelho-escura de tamanho aumentado com revestimento branco, pegajoso e de coloração amarelo-clara 180
161. Língua vermelha e magra, com revestimento amarelado nas duas laterais 181
162. Língua vermelha com revestimento amarelo esbranquiçado, escorregadio e pegajoso 182
163. Língua vermelha, edemaciada com revestimento amarelado nas pontas e branco na raiz 183
164. Língua vermelha com facetas dentárias e revestimento fino, amarelo e seco 184
165. Língua vermelha com revestimento parcialmente branco e parcialmente amarelo 185
166. Língua vermelha descamada no centro e com revestimento amarelo-claro 186
167. Língua vermelha com descamação na parte central e com revestimento amarelo e pegajoso (saburra tipo coração de galinha) 187
168. Língua vermelha com revestimento fino, amarelo e úmido 188
169. Língua vermelha com revestimento amarelo, aderente e pegajoso 189
170. Língua vermelha com desvio lateral e revestimento ondulado, amarelo e deteriorado (putrefeito) 190
171. Língua vermelha e curta com revestimento amarelo de aspecto sujo 191
172. Língua vermelha com revestimento amarelo deteriorado (putrefeito) 192
173. Língua vermelho-escura com revestimento amarelo queimado, seco e com fissuras 193
174. Língua com pontos vermelhos e com revestimento amarelo-esbranquiçado e aspecto de pó acumulado 194
175. Língua vermelha com revestimento amarelo 195
176. Língua vermelha com revestimento amarelo queimado e coloração acinzentada na raiz 196
177. Língua vermelha com revestimento fino, branco, acinzentado e seco 197
178. Língua vermelho-escura com manchas hemorrágicas e revestimento cinza e pegajoso numa das laterais 198
179. Língua vermelha, atrofiada e mole com revestimento fino e acinzentado 199
180. Língua vermelha com pontos vermelhos e revestimento fino, de coloração cinza na raiz 200
181. Língua vermelha com revestimento preto nas duas laterais 201
182. Língua vermelha com revestimento preto e pegajoso 202
183. Língua vermelha, viçosa e rígida com revestimento de aspecto de molho de soja embolorado 203

Parte V – Língua vermelho-escura e sua análise 205

184. Língua vermelho-escura e brilhante 207
185. Língua vermelho-escura sem revestimento, com pregas transversais em relevo 208
186. Língua vermelho-escura, edemaciada com revestimento transparente 209
187. Língua vermelho-escura, fina com revestimento transparente 210
188. Língua vermelho-escura com fissuras e pontos vermelhos e revestimento destacado (descamado) na parte central 211
189. Língua vermelho-escura, arroxeada com facetas dentárias e com revestimento destacado (descamado) 212
190. Língua vermelho-escura com revestimento branco e pegajoso 213
191. Língua vermelho-escura, arroxeada com revestimento branco-amarelado, escorregadio e úmido 214

192. Língua vermelho-escura, ondulada e edemaciada, com
revestimento amarelo, de aspecto sujo e flutuante (solto) 215
193. Língua vermelha e escurecida com revestimento amarelo-queimado e com fissuras ... 216
194. Língua vermelho-escura, magra e fina com revestimento
amarelo, de aspecto sujo e flutuante (solto) 217
195. Língua vermelho-escura com pontos vermelhos e revestimento de
coloração cinza-escura, de aspecto sujo e pegajoso. 218
196. Língua vermelho-escura com revestimento tipo bolor, escorregadio e úmido 219
197. Língua vermelho-escura com pontos vermelhos, revestimento áspero
de coloração preto-esverdeada e fissurada 220

Parte VI – Língua roxo-azulada e sua análise 221

198. Língua vermelho-escura, arroxeada, aumentada, viçosa, lisa e brilhante 223
199. Língua vermelho-escura, arroxeada com superfície ondulada,
com revestimento descamado e brilhante 224
200. Língua vermelho-escura, arroxeada, envelhecida, com
revestimento transparente e de coloração acinzentada na raiz 225
201. Parte inferior da língua com veia azul-violeta 226
202. Parte inferior da língua com veia azul 227
203. Língua vermelho-clara com manchas roxas e com
revestimento fino, branco e úmido 228
204. Língua roxo-clara com fissuras e revestimento transparente 229
205. Língua roxo-clara com manchas hemorrágicas e revestimento branco e pegajoso 230
206. Língua roxo-clara com facetas dentárias e revestimento fino,
branco e escorregadio 231
207. Língua roxo-clara com revestimento branco e pegajoso 232
208. Língua roxo-clara com revestimento branco, pegajoso e escorregadio 233
209. Língua roxo-clara com revestimento fino, branco e liso 234
210. Língua roxo-escura na borda, com revestimento fino,
branco, escorregadio e pegajoso 235
211. Língua roxo-azulada com fissuras e com revestimento fino e branco 236
212. Língua azul-clara com revestimento destacado (saburra tipo coração de galinha) 237
213. Língua azul-clara com revestimento fino, branco e áspero 238
214. Língua azul-preta com pontos hemorrágicos e revestimento branco e pegajoso 239
215. Língua azul-clara com revestimento branco, pegajoso e seco 240
216. Língua roxo-escura com pontos vermelhos semelhantes
a estrelas e com revestimento do tipo depósito de pó branco 241
217. Língua roxo-azulada, pequena e magra com revestimento
branco e deteriorado (putrefeito) 242
218. Língua roxo-clara com revestimento branco, áspero e amarelo-claro 243
219. Língua roxo-clara com manchas hemorrágicas e revestimento amarelo-claro 244
220. Língua roxo-clara com revestimento fino, amarelo e pegajoso 245
221. Língua roxo-clara com facetas dentárias e revestimento amarelo-claro, pegajoso 246
222. Língua roxo-escura com revestimento amarelo-claro e escorregadio 247
223. Língua roxo-clara, envelhecida e fissurada, com revestimento amarelo e branco 248
224. Língua roxo-clara, viçosa com revestimento branco na ponta e amarelo na raiz 249
225. Língua roxo-clara com revestimento amarelo e deteriorado (putrefeito) 250
226. Língua roxo-escura com revestimento amarelo e deteriorado (putrefeito) 251
227. Língua roxa com revestimento amarelo-claro e destacado 252
228. Língua roxa com revestimento amarelo e pegajoso
na metade posterior da língua 253

229. Língua roxo-escura com revestimento amarelo, branco, pegajoso e seco 254
230. Língua vermelho-escura, arroxeada com revestimento amarelo-claro descamado 255
231. Língua roxo-escura com revestimento amarelo e pegajoso 256
232. Língua roxa com revestimento amarelo-acinzentado e pegajoso 257
233. Língua roxo-clara, tamanho aumentado com revestimento cinza-amarelado, espesso e pegajoso 258
234. Língua roxo-clara, tamanho aumentado com revestimento cinza-amarelado e pegajoso 259
235. Língua roxo-clara com revestimento preto no centro, branco e liso nas bordas 260
236. Língua vermelha e roxo-clara nas bordas com revestimento amarelo-acinzentado 261
237. Língua roxo-clara e curta com revestimento amarelo-queimado, cinza e preto 262
238. Língua roxo-azulada e vermelha na ponta com revestimento esverdeado numa das laterais 263
239. Língua roxa com revestimento amarelo nas bordas e preto no centro 264
240. Língua roxo-azulada com revestimento branco e duas faixas pretas. 265
241. Língua vermelho-escura e arroxeada, atrofiada, mole e com revestimento preto no centro 266
242. Língua roxo-azulada com revestimento parcialmente branco e escorregadio, parcialmente amarelo e preto 267

Parte VII – Outros 269
243. Língua-superposta (dupla) 271
244. Petéquia lingual 272
245. Petéquia lingual 273
246. Língua com carbúnculo 274
247. Língua com carbúculo 275
248. Língua com carbúnculo 276
249. Língua com feridas 277
250. Língua com feridas 278
251. Língua ulcerada 279
252. Língua ulcerada 280
253. Abscesso lingual 281
254. Abscesso lingual 282
255. Língua fúngica 283
256. Língua fúngica 284
257. Língua fúngica 285

Índice remissivo 286

Introdução

Diagnóstico através da língua

PRINCÍPIO DO DIAGNÓSTICO ATRAVÉS DA LÍNGUA E SEUS SIGNIFICADOS

O diagnóstico através da língua é um método que aponta patologias através da observação de coloração e forma da própria língua e de sua saburra.

Segundo a teoria dos meridianos (canais e colaterais) e do aspecto dos órgãos internos na medicina chinesa, a comunicação entre a língua e os demais órgãos se dá basicamente através da distribuição dos canais principais, colaterais e tendíneos. Por exemplo, o meridiano do coração se distribui pela base da língua, enquanto o meridiano do baço se concentra também na base da língua, mas se ramifica por debaixo dela. Já o meridiano do rim percorre as duas laterais da língua, a partir de sua base, enquanto os meridianos do fígado se entrelaçam também à base da língua, etc.

Em suma, os cinco órgãos maciços *Zang* (coração, pulmão, rins, baço e fígado) e os seis órgãos ocos *Fu* (intestino grosso, intestino delgado, estômago, vesícula biliar, bexiga e triplo aquecedor) possuem todos uma comunicação direta ou indireta com a língua. Assim, a "essência energética" (*Qi*) desses órgãos internos se exterioriza na língua, sendo que suas alterações patológicas certamente causam variações nessa "essência"; variações estas que, conseqüentemente, se manifestam na forma de alterações no aspecto da língua. Dentre os cinco órgãos *Zang* e os seis *Fu*, o coração, o baço e o estômago são os que possuem um comunicação mais íntimas com a língua. Por isso, pode-se afirmar que a língua é o "broto" (amostra) do coração, e também expressa externamente os sintomas do baço. A saburra, por sua vez, é a manifestação da evaporação da energia *Qi* proveniente do estômago.

O coração comanda os vasos sangüíneos, fornecendo uma rica vascularização sangüínea para a língua, e, com o domínio da mente (o termo "coração", dentro da teoria *Zang, Fu*, além de seu significado direto, abrange também o sistema nervoso e as funções cerebrais), agiliza os movimentos da língua, possibilitando a articulação de palavras e, conseqüentemente, a expressão de pensamentos. Assim, a língua certamente reflete o estado das funções do coração. Partindo-se da proposição de que o coração é o soberanos dos órgãos *Zang* e *Fu*, as condições de funcionamento desses órgãos, passando pelos domínios do coração, com certeza serão refletidas no aspecto da língua.

Na língua existe o paladar, que traz influências ao apetite, proporcionando uma íntima relação com as funções de recepção, peristalse, transformação e distribuição do estômago e do baço. "O baço e o estômago são a base do desenvolvimento de nosso corpo após o nascimento e a fonte da energia sangüínea". Dessa afirmação pode-se verificar que o estado de funcionamento destes órgãos, assim como o excesso ou insuficiência da circulação energética do sangue em todo o corpo, manifesta-se diretamente no aspecto da língua.

As experiências da medicina chinesa, ao longo de milhares de anos, vieram a confirmar que o ser humano possui uma vida orgânica na qual cada uma das partes de seu corpo concentra mensagens de todo o resto. Por exemplo, a extremidade da língua reflete o aquecedor superior, a área central da língua, o aquecedor médio, e a raiz da língua reflete o aquecedor inferior. Traduzindo de forma mais concreta, conforme descrito no livro denominado "Espelho da Medicina", "a extremidade da língua indica o estado geral do coração e a área central, o estado geral do baço e do estômago. Já as laterais da língua demonstram as condições do fígado e da vesícula biliar e, finalmente, a raiz da língua reflete o estado geral dos rins". Assim, a realização do diagnóstico através das alterações patológicas dos órgãos internos com a observação da língua e da saburra não só representa a base teórica da Medicina Tradicional Chinesa, mas também extrai e reúne toda a experiência clínica acumulada por essa medicina milenar.

Também na medicina contemporânea, reconhecidamente a língua representa um ponto de grande importância por ser um trajeto comum tanto do sistema digestivo quando do respiratório e por possuir uma distribuição bastante vasta de nervos e vasos sangüíneos, além de ser provida por um volume extremamente grande de sangue. A mucosa superior da língua é fina e transparente, sendo que as papilas linguais também sofrem rápidas alterações. Enfim, a língua é tida como um espelho das alterações internas do corpo.

Além de possuir uma íntima relação com o estado de funcionamento do sistema digestivo e com o estado nutricional do corpo humano, a língua reflete também o estado de funcionamento do sistema circulatório e as alterações dos fluidos do corpo. Ou seja, a língua atua como um órgão que reflete as condições gerais de todo nosso organismo, refletindo seu estado de funcionamento geral desde o sistema nervoso até o sistema de equilíbrio dos fluidos do corpo. Assim, como Thoma afirma que a "língua é um grande referencial que reflete as deficiências de funcionamento interno do corpo humano", Burket reitera que "a língua é um grande referencial que nos informa as condições gerais do organismo". Embora o diagnóstico através da língua não possua pontos em comum com relação ao diagnóstico de patologias praticado na medicina ocidental, a Medicina Tradicional Chinesa acumula uma vasta experiência nesse método que reflete o estado geral de todo o corpo humano. Esta será, com certeza, um dos temas de extrema importância a ser pesquisado através da união de forças entre as medicinas oriental e ocidental.

O significado clínico do diagnóstico através da língua na prática médica da medicina chinesa se tornou principalmente uma prova *objetiva* para o diagnóstico e tratamento médicos, sendo imprescindível no prognóstico relativo às oito síndromes, à etiopatogenia, aos órgãos internos *Zang* e *Fu*, aos seis canais de energia, aos sistemas *Wei* (de defesa), *Qi* (de energia), *Ying* (de nutrição) e *Xue* (de sangue), e ao triplo aquecedor. Assim, a língua reflete de forma relativamente *objetiva* o excesso ou deficiência de circulação energética do sangue, o grau de invasão de doenças perversas no organismo, as características das energias perversas e o grau de evolução do quadro clínico, auxiliando sobremaneira na decisão quanto a um prognóstico relativo à doença, servindo também como orientação na prescrição de medicamentos e de tratamentos médicos.

Método de diagnóstico através da língua e os cuidados a serem tomados

1. Luminosidade – Devido à luminosidade exercer influência sobre a tonalidade das cores da língua, o ideal é usar uma luz natural, devendo-se evitar objetos cuja coloração reflita a luz de forma intensa. Por exemplo, jamais se deve voltar o rosto do paciente para o lado onde há portas e janelas coloridas. Durante a noite ou em ambientes escuros, deve-se utilizar uma luz fluorescente. Caso necessário, é aconselhável um novo exame à luz do dia.

2. Postura – Deve-se fazer com que o paciente abra a boca o máximo possível e estenda a língua de forma natural e confortável. Caso a língua esteja tensa, enrolada ou o paciente esteja fazendo muita força (ou caso o exame seja muito longo), tudo isso pode influenciar na circulação do sangue, fazendo com que os sintomas reais sejam mascarados. Os pacientes que se enquadram nestes casos devem treinar inúmeras vezes até que consigam relaxar a língua, distendendo-a horizontalmente para ambos os lados e de forma que sua extremidade penda para baixo. O exame deve ser o mais breve possível e, em caso de necessidade, deve ser realizado repetidas vezes.

3. Ordem (seqüência) – Inicialmente deve-se examinar a existência ou não da saburra lingual, a sua espessura, a presença de deterioração viscosa (pegajosa, esponjosa, turva, etc.), a tonalidade da cor e as suas condições de umedecimento ou ressecamento. A seguir, examinam-se itens como a cor do próprio corpo da língua, a existência ou não de manchas, o tamanho (aumentado ou diminuído), o aspecto (envelhecido ou não), os movimentos, etc.

Para finalizar, e exame deve ser feito a partir da extremidade em sentido à raiz da língua.

4. Alimentação – A assimilação tende a alterar a forma e a cor da saburra lingual. Por exemplo, determinados alimentos ou remédios podem colori-la. Isto é chamado de "tingimento da saburra". Ao realizar o exame diagnóstico, deve-se estar atento à falsa imagem passada em função do tingimento da saburra.

O atrito causado durante a refeição ou o hábito que algumas pessoas possuem de raspar a língua podem afinar a espessura da saburra. Da mesma forma, bebidas e alimentos muito gelados ou quentes (ou comidas com ação estimulante picantes) podem alterar a cor da língua. Além disso, quando se respira com a boca aberta ou logo após beber água, a condição da umidade da superfície da língua se altera. Portanto, no caso de se constatarem quaisquer dos casos descritos acima, deve-se tomar o máximo cuidado no estabelecimento do diagnóstico.

5. As estações – Mesmo nas pessoas que gozam de boa saúde, o aspecto da língua pode-se lateral conforme a estação. Por exemplo, durante o verão, a saburra lingual aumenta em quantidade e torna-se espessa, adquirindo por vezes uma coloração amarelo-clara. No outono, a quantidade de saburra é grande, mas é fina e ressecada. No inverno, por sua vez, geralmente ela se torna mais úmida.

6. Os quatro métodos de diagnóstico – Na Medicina Tradicional Chinesa, aplicam-se simultaneamente quatro métodos de diagnóstico: inspeção, ausculta/olfação, interrogatório e palpação (exame do pulso/pele).

Insisto em afirmar que um diagnóstico feito através de sintomas isolados é geralmente tendencioso e propenso a erros. Assim sendo, deve-se realizar uma combinação do diagnóstico lingual com um outro método de diagnóstico. Por exemplo, para uma mesma cor de saburra cinza-escura, pode-se diagnosticar febre extrema o frio extremo. Ao mesmo tempo, uma língua de cor vermelho-escuro pode indicar tanto a estagnação de calor perverso, gerado pela invasão de fatores patogênicos exógenos no sistema *Ying* (de nutrição), quanto a exacerbação da deficiência do *Yin*, causada por fatores patogênicos endógenos (lesões internas). Nestes casos, deve-se estabelecer o diagnóstico somente após analisar globalmente todos os demais sintomas clínicos.

Deve-se, além disso, prestar atenção à relação entre o aspecto da língua e sua saburra. Normalmente, as alterações da língua e da saburra são coincidentes, sendo que as patologias e elas relacionadas devem ser diagnosticadas, considerando-se conjuntamente ambos os fatores. Assim, a língua vermelha com saburra amarelada e ressecada corresponde à síndrome de calor maciço (verdadeiro). Todavia, há casos em que estes fatores não coincidem. Por exemplo, língua vermelho-escura está relacionada com sintomas de calor, enquanto a saburra úmida e esbranquiçada está relacionada à síndrome de frio. A ocorrência destas características, porém (em caso de enfermidade febril causada pela invasão de fatores patogênicos), indica a existência de calor na síndrome de *Ying* (de nutrição) e também de umidade na síndrome de *Qi* (de energia).

Por outro lado, em caso de lesões internas, tal ocorrência indica a deficiência de *Yin* com exacerbação de calor, combinados à retenção alimentar e mucosidade turva.

As alterações da saburra lingual estão relacionadas também com o estágio de evolução das patologias. Por exemplo, na fase inicial de invasão por fatores patogênicos exógenos, na maioria dos casos, não há alterações na saburra. Já se uma saburra fina tornar-se espessa, isto significa a interiorização da energia perversa. Outros exemplos: se uma saburra esbranquiçada altera-se para uma cor amarelada indica geração de calor devido à interiorização da energia perversa. Uma saburra amarela e ressecada representa excesso de calor acompanhado de desgaste de essências nutrientes (fluidos corpóreos). Caso a língua adquira uma cor vermelho-escura, isto representa a invasão de calor no sistema *Yong* (de nutrição) e no *Xue* (de sangue). Já se uma saburra espessa for gradativamente desaparecendo e tornando a cor da língua mais clara, são indícios de regressão da energia perversa e recuperação da energia verdadeira. Em contrapartida, caso a saburra da língua apresente alguns locais destacados (desprendidos), ou ainda, se a superfície da língua tornar-se lisa e escorregadia, desprovida de saburra, isto indica o ressecamento das essências nutrientes (fluidos corpóreos), sendo que na maioria dos casos representa um mau prognóstico.

Este tipo de diagnóstico de aspecto cinético morfológico e a possibilidade de prognóstico relativo à evolução da patologia são as principais características do diagnóstico lingual.

Critérios do diagnóstico lingual

Inspeção da língua (qualidade da língua)

A língua é um órgão constituído de uma estrutura músculo-tendínea rica em vascularização e inervação.

A inspeção da qualidade da língua consiste basicamente na observação de três fatores principais, a saber: a cor, a forma e a mobilidade da língua.

Aspecto normal da língua – A língua deve ter uma cor levemente avermelhada e umidade adequada (cor clara, brilhosa e úmida). Sua forma deve ser harmoniosa (nem muito grande nem muito pequena, nem envelhecida nem viçosa em demasia) e seus movimentos devem ser ágeis e vivazes.

Inspeção da cor da língua

Língua pálida – Cor mais clara em comparação a uma língua normal. Trata-se de um sintoma da síndrome de frio (falso excesso) e indica deficiência de *Yang*, deficiência de *Qi* ou deficiência de sangue (*Xue*). Este quadro é observado freqüentemente em pacientes em estado de desnutrição severa, anemia ou portadores de nefrite crônica.

Língua levemente avermelhada – É esta a cor de uma língua em condição normal, sendo também muitas vezes observada na fase inicial de uma doença. Tal característica pode ser observada na síndrome exterior, síndrome maciça (plenitude), síndrome de calor, síndrome de *Yang*, síndrome interior e síndrome de deficiência (falso excesso). É, portanto, freqüente tanto em pessoas em condições normais de saúde quanto em patologias leves, ou ainda em pacientes portadores de doenças crônicas de maior gravidade.

Língua vermelha – Mais escura em relação a uma língua normal, é um sintoma de síndrome de calor. Indica a interiorização de enfermidades febris causadas por fatores patogênicos exógenos. Indica também síndrome de calor maciço (pleno) interno ou calor interno com deficiência de *Yin*, originários de lesões internas. Este quadro é visto freqüentemente no estágio intermediário de doenças febris de origem infectocontagiosas e indica a manifestação de síndromes toxêmicas e septicemias.

Língua vermelho-escura – Sendo um vermelho mais escuro em comparação à língua normal, é um sintoma de calor interno, indicando a penetração de calor nos sistemas *Ying* (de nutrição) e *Xue* (de sangue) devido à invasão de fatores patogênicos exógenos. Pode estar também relacionada à deficiência de *Yin* e à exacerbação do calor geradas por lesões internas.

É observada com frequência na fase crítica de doenças febris de origem infectocontagiosa. Muitas vezes, a língua vermelho-escura, acompanhada de febre alta, representa um sintoma grave de síndrome leucêmica.

Língua azul-arroxeada – A língua sofre uma mudança na sua cor, passando para uma cor azulada, azul-marinho ou arroxeada, havendo uma distinção na tonalidade mais clara ou acentuada.

Uma coloração roxa de tom claro ou roxo-azulado provido de umidade é sintoma de estagnação sanguínea acompanhada de excesso de frio. Uma coloração roxo-escura acentuada e quantidade reduzida de líquidos corpóreos são manifestações de sintomas de calor extremo acompanhado de estagnação de energia *Qi* e de sangue *Xue*. Já uma língua roxa, tendendo para o negro e acompanhada de manchas, indica, na maioria dos casos, um quadro de estagnação sanguínea (congestão sanguínea). Este quadro é frequentemente observado em pacientes portadores de doenças infectocontagiosas graves, com insuficiência no sistema respiratório ou circulatório, em pessoas com hipoxia ou ainda em pacientes com coagulação intravascular disseminada.

INSPEÇÃO DA FORMA DA LÍNGUA

Vivacidade (úmida ou ressecada) – Considera-se uma língua com vivacidade aquela cujo corpo é vermelho-claro e úmido, indicando energia verdadeira em abundância e suficiência de líquidos corpóreos. Já a língua ressecada, escura e atrofiada indica consumo (desgaste) dos fluidos corpóreos e esgotamento do *Yin*.

Estas características são bastante observadas em doenças consumptivas, desnutrição severa, anemias malignas, ou ainda em pacientes na fase final de doenças febris de origem infectocontagiosa.

Aparência envelhecida ou viçosa – Denomina-se língua envelhecida aquela que possui forma rígida, cor opaca e cujo desenho epitelial é áspero.

É sintoma de síndrome maciça (verdadeira) e síndrome de calor, sendo observada com frequência na fase crítica de doenças agudas. Denomina-se "língua viçosa" aquela que tem forma corpulenta, macia e desenho epitelial fino. Estes são sintomas de síndrome de deficiência (falso excesso) ou de síndromes de frio, e podem ser vistos frequentemente em pacientes na fase final de doenças crônicas.

Macroglossia – Refere-se ao estado de inchaço e aumento do tamanho da língua, obstruindo a cavidade bucal. Uma língua pálida, inchada, macia e excessivamente úmida indica deficiência de *Yang* no baço ou nos rins, ou ainda estagnação dos líquidos corpóreos e mucosidade úmida. Já uma língua inchada e de cor vermelho-escura representa, na maioria dos casos, exacerbação de calor no coração e no baço, ou ainda calor úmido e energia nociva. Por fim, o inchaço acompanhado de uma cor azul-arroxeada é frequentemente sintoma de intoxicação.

Este quadro é bastante observado em caso de existência de bolhas na língua, na fase de congestão sanguínea das macroglossias e glossites.

Língua magra e fria – Refere-se ao estado em que o corpo da língua mostra-se pequeno e fino. Este é um sintoma de desgaste e deficiência tanto de *Yin* e de *Xue* (sangue).

Uma língua fina e com coloração palidamente esbranquiçada ou avermelhada é indício, na maioria das vezes, de síndromes de deficiência tanto de *Qi* (energia) quanto de *Xue* (sangue).

Por outro lado, se este mesmo tipo de língua apresenta uma cor vermelha-escura, trata-se de deficiência de *Yin* com manifestação excessiva de fogo. Quaisquer desses casos são observados com freqüência em doenças consuntivas.

Língua fissurada – A existência de várias marcas de fissuras de formas indefinidas na superfície da língua é um sintoma de danos no *Yin* dos líquidos corpóreos. Tal característica, associada a uma cor vermelho-escura, representa o desgaste do *Yin* devido à exacerbação de calor. Já uma língua com fissuras, porém branca e fina, indica deficiência de demanda de sangue, sendo freqüentemente observada em estados de febre alta, desidratação ou desnutrição.

Língua espinhosa – Multiplicação e hipertrofia das papilas linguais fazendo com que as protuberâncias adquiram características de espinhos, que podem ser sentidos ao serem tocados com as mãos.

Este é um sintoma de hiperatividade do calor perverso, sendo comum em febres altas, pneumonias severas e escarlatina.

Pontos estrelados – Multiplicação, congestão sangüínea, inchaço e edemaciamento das papilas linguais concentradas na metade anterior da língua, adquirindo um aspecto de morango, sendo chamada também de "língua de morango".

Trata-se de um sintoma de exacerbação de calor nocivo com interiorização (invasão) no sistema *Xue* (de sangue). Tanto "pontos estrelados" vermelhos ou brancos, quanto pontos negros estão todos relacionados ao sintoma de hiperexacerbação do calor interno. Estas características são vistas freqüentemente na fase crítica de doenças febris de origem infectocontagiosa, em pacientes com queimaduras ou em estado de desnutrição de caráter consuntivo.

Marcas dentárias (sinal de roda dentada) – Refere-se a marcas de dentes existentes nas bordas da língua, que, por conseqüência, adquire a aparência de uma roda dentada.

Sendo um sintoma de deficiência do baço, deficiência de energia *Qi* e exacerbação de umidade, é comumente observado em edemas (sinal de cacifo), anemia e nefrites crônicas.

Língua dupla – Inchaço do vaso sangüíneo na parte inferior da língua, causando a impressão do surgimento de mais uma língua minúscula.

É um sintoma de fogo no coração ou de fogo no coração causado pela invasão de fatores patogênicos exógenos (energia perversa externa). Este quadro é presenciado com freqüência em casos de inflamação da glândula sublingual, edema e tumoração da glândula sublingual.

Manchas hemorrágicas na língua (petéquias linguais) – Refere-se à hemorragia na língua. Sendo um sintoma de exacerbação de calor nos órgãos internos *Zang* e *Fu* (como o coração, estômago, fígado, etc), observa-se freqüentemente em patologias do sangue, como leucemia, anemia aplástica, etc.

Abscesso lingual – Surgimento de um abscesso na língua, tornando a área afetada vermelha e inchada. Sendo um sintoma de exacerbação de fogo no coração ou acúmulo (retenção) de calor no baço e nos rins, é um caso observado com freqüência em glossites, tumor lingual ou ainda no quadro de infecção piogênica da língua.

Carbúnculo lingual – Surgimento de uma bolha do tamanho de um grão de feijão de cor roxa na língua. Sólido e dolorido, é causado, na maioria das vezes, em função de fogo nocivo no coração e no baço. Observa-se com freqüência em casos de glossite ou em quadros infecciosos.

Úlceras linguais – Surgimento de úlceras do tamanho de grãos de cereais na língua. As patologias relacionadas a fogo no coração, associado a elemento nocivo, na sua maioria, propiciam o surgimento de uma protuberância dolorida na superfície da língua. Por outro lado, a deficiência de *Yin* no aquecedor inferior e a ascensão de falso fogo normalmente geram, na língua, lesões escavadas de difícil cicatrização, mas que não causam dores intensas. Este sintoma, também chamado de "úlcera lingual", é observado com freqüência em glossites de caráter ulcerativo e na inflamação da cavidade bucal.

Lesões bacterianas vitóricas ou fúngicas – Referem-se ao surgimento de um divertículo similar a uma flor de lotus, "crista de galo" ou "couve de bruxelas" na língua. A superfície da pele no local afetado torna-se ulcerada, acompanhada de dor intensa. Este quadro revela estagnação de fogo no coração e no baço ou calor nocivo, sendo observado com freqüência em câncer de língua ou ainda em tumores benignos da língua.

INSPEÇÃO DOS MOVIMENTOS DA LÍNGUA (DIAGNÓSTICO DO ESTADO DA LÍNGUA)

Língua rígida – A língua adquire uma rigidez que impede a sua movimentação normal e dificulta a pronúncia de palavras.

Este sintoma indica invasão de calor no pericárdio, estagnação de mucosidade turva ou ainda febre alta com desgaste (consumo) de líquidos corpóreos, tudo isso ocasionado pela invasão de fatores patogênicos exógenos. Em caso de lesões internas, é um prenúncio de acidente vascular cerebral (AVC) e está relacionado, na maioria dos casos, a bloqueio dos canais energéticos por mucosidade de vento.

Observa-se com freqüência em casos de apoplexia ou distúrbios do sistema nervoso cerebral causados por quaisquer motivos.

Língua mole e atrofiada – Refere-se ao estado de debilidade da língua que perde a sua flexibilidade (capacidade de retração e extensão). Quando associada a este quadro houver palidez da língua, indica deficiência tanto de energia *Qi* quanto de sangue *Xue*. Caso contrário, se associada à língua vermelho-escura, indica deficiência extrema (esgotamento) de *Yin*.

A língua seca e vermelha no estágio inicial da doença representa o desgaste (consumo) do *Yin* causado pela queima de calor, além de indicar a perda das funções nervosas da língua, assim como distúrbio dos demais sistemas nervosos. É um quadro observado com freqüência em pacientes bastante debilitados devido ao estágio extremamente avançado da doença.

Retração e encurtamento da língua – Refere-se ao estado em que a língua se retrai, não permitindo mais sua extensão. Está na maioria das vezes relacionada a sintomas que revelam grande perigo. Quando associada à palidez ou a um azul úmido da língua, indica congelamento dos canais energéticos tendíneos e dos vasos sangüíneos devido ao frio. Por outro lado, quando associada a uma cor vermelho-escura e ressecada, representa desgaste (consumo) de líquidos corpóreos causado por doenças febris. Por fim, este quadro de retração da língua, combinado a um inchaço da mesma, indica síndrome de bloqueio interno por mucosidade-umidade. Este quadro é visto principalmente em pacientes extremamente debilitados devido ao avançado estágio em que se encontra a doença, com atrofia dos nervos linguais causada por distúrbios neurovasculares cerebrais ou graves doenças infectocontagiosas.

Língua desviada – Refere-se ao desvio da língua para um dos lados. Na maioria dos casos, representa um acidente vascular cerebral ou um prenúncio de acidente vascular cerebral. Observa-se com freqüência em caso de distúrbios do sistema nervoso como, por exemplo, distúrbios neurovasculares cerebrais, paralisia dos nervos faciais, paralisia dos nervos sublinguais, etc.

Língua trêmula – Refere-se ao estado de tremor da língua, impossibilitando a sua movimentação segundo a vontade própria do paciente.

Indica a geração de vento em função de calor extremo ou movimento interno de falso vento, ambos causados pela invasão de fatores patogênicos exógenos. Em doenças de maior complexidade, representa deficiência tanto da energia Qi quanto de sangue Xue, ou ainda insuficiência de energia Qi do $Yang$. Este sintoma é bastante observado em quadros de coreoatetose e outros fatores, tais como distúrbios do sistema nervoso.

Língua "esticada" e com assoma – Língua "esticada" refere-se à exposição freqüente da língua para fora da boca. "Assoma" refere-se aos movimentos para cima e para baixo e da esquerda para a direita e vice-versa da língua fora da boca. Normalmente, tais características revelam a existência de calor no coração e no baço, sendo vistas com freqüência nos casos de febre alta e sangue nocivo, quadro de septicemia ou ainda em síndromes cujos pacientes apresentam feição abobalhada pela exposição da língua.

Paralisia da língua – Sensação de adormecimento acompanhada de paralisia da língua.

Representa deficiência de sangue, movimento interno provocado por vento do fígado e energia do vento acompanhada de mucosidade, sendo observada freqüentemente em casos de distúrbios do sistema nervoso ocasionados por quaisquer que sejam as causas.

INSPEÇÃO DA SABURRA LINGUAL

A saburra lingual é uma substância mucosa aderente à superfície da língua, originada em função da evaporação da energia Qi do estômago. A medicina moderna considera, porém, que a saburra lingual seja formada a partir da especialização das papilas linguais filiformes.

A inspeção da saburra envolve a observação de dois aspectos: sua cor e qualidade. Pessoas saudáveis têm uma saburra fina e branca e com um grau de umidade adequado, ou seja, nem muito escorregadia nem muito ressecada.

INSPEÇÃO DA COR DA SABURRA

Saburra esbranquiçada – De um modo geral, indica síndrome de exterior ou síndrome de frio. Em indução do frio (*san-han*), indica doença do Sol extremo (*Tai Yan*), enquanto em doenças febris indica a invasão de energia perversa no sistema *Wei* de defesa.

A saburra branca é também indício de síndrome de deficiência e síndrome de calor, sendo bastante freqüente no estágio inicial de doenças, em doenças leves ou ainda em pacientes portadores de doenças crônicas sem maior gravidade.

Saburra amarelada – Indica síndrome de calor ou síndrome de interior. Em indução do frio (*san-han*), indica doença do Sol claro (*Yangming*), enquanto que, em doenças febris, indica a invasão de energia perversa no sistema Qi. A saburra amarela pode ser vista também em caso de não transformação da umidade devido à deficiência de *Yang*.

A tonalidade da cor amarela pode ser dividida em amarelo-clara, amarelo-escura (amarelo-envelhecida) e amarelo-queimada, representando respectivamente calor leve (superficial), calor forte e calor extremo. Estes quadros são observados com freqüência em casos de relativa gravidade das diversas doenças e também em caso de indigestão.

Saburra acinzentada – A saburra acinzentada e úmida indica síndrome de interior, síndrome de calor ou síndrome de frio. Geralmente revela estagnação interna devido ao frio úmido ou estacionamento de fluidos orgânicos. A saburra cinza e ressecada é indício de desgaste (danos) dos líquidos corpóreos devido à exacerbação do calor ou excesso de fogo causado por deficiência de *Yin*. Este quadro é visto com freqüência na fase crítica das doenças, em caso de desidratação ou acidose.

Saburra negra – É, na maioria das vezes, resultado da evolução da saburra acinzentada ou amarelo-queimada. Representa síndrome interior, síndrome de frio ou calor extremo.

Se por um lado a saburra negra e seca indica, na maioria dos casos, ressecamento dos líquidos corpóreos provocado por calor extremo, por outro, a saburra negra, porém úmida, indica a exacerbação do frio devido à deficiência de *Yang*. De um modo geral, é vista com freqüência no estágio gravíssimo da doença.

Além das cores descritas até aqui, há ainda a saburra de cor verde. Sendo proporcionalmente menos freqüente, as principais doenças relacionadas são as mesmas da saburra acinzentada ou negra. A saburra cuja cor tende para um marrom-escuro também possui significado idêntico ao da saburra cinza ou negra.

INSPEÇÃO DA QUALIDADE DA SABURRA

Espessura da saburra – Tendo como base a possibilidade de visualização ou não da língua debaixo da saburra, aquela que possibilita a visualização parcial do corpo da língua é considerada uma saburra fina, enquanto aquela que não possibilita enxergar o corpo da língua é considerada uma saburra espessa.

A saburra fina é vista com maior freqüência em síndrome de exterior causada pela invasão de fatores patogênicos externos ou em doenças leves. A saburra espessa ocorre em caso de retenção alimentar devido à umidade causada pela interiorização (invasão) de energia perversa externa ou pela estagnação de fluidos orgânicos no organismo. A saburra espessa é vista com freqüência na ocorrência de distúrbios no sistema digestivo em função das diversas doenças.

Umidade e ressecamento da saburra – Denomina-se "saburra seca" aquela que é visivelmente ressecada e que, ao tocá-la, verifica-se a reduzida quantidade de fluidos orgânicos; sendo que, nos casos extremos, a saburra se apresenta áspera e com aspecto de grânulos de areia, recebendo a denominação de língua áspera. Este tipo de saburra indica depleção (redução) dos líquidos corpóreos devido à exacerbação do calor ou esgotamento dos líquidos corpóreos e desgaste do *Yin*. É sintoma também de deficiência *Yang*, surgindo ainda em caso de impossibilidade de ascensão das essências nutrientes. É observada com freqüência em febre alta, desidratação e acidose.

A saburra que apresenta umidade e aspecto escorregadio é denominada "saburra úmida". Em casos extremos, a umidade é tamanha que chega a escorrer, daí a denominação de "saburra escorregadia". Estes casos representam estagnação de mucosidade e fluidos orgânicos, sendo freqüentes em pacientes portadores de doenças leves ou com insuficiência cardíaca.

Saburra deteriorada e pegajosa – A granulação da saburra é dispersa, áspera e espessa. Sua forma é como se resíduos de queijo tivessem sido acumulados sobre a superfície da língua. A isto se dá o nome de "saburra deteriorada". Em casos extremos é chamada de "saburra suja" ou "saburra turva". Estes tipos de saburra surgem em casos como excesso de calor do *Yang*, ascensão de energia turva e deteriorada, estagnação de alimentos acompanhada de mucosidade turva, etc. São freqüentemente vistas em doenças graves de origem infecto-contagiosa, apendicite, indigestão, etc.

A saburra que apresenta granulação concentrada, grânulos de tamanho reduzido, aspecto pegajoso e sujo, além de difícil remoção, é denominada "saburra pegajosa". As que apresentam mucosidade pegajosa e escorregadia são denominadas "saburra extremamente pegajosa". Estas saburras originam-se em casos de estagnação de umidade turva, destruição da energia *Qi* do *Yang*, umidade turva, mucosidade e fluidos orgânicos, retenção alimentar, calor úmido, etc. Esta qualidade de saburra é observada com freqüência na ocorrência de distúrbios causados por qualquer patogenia no sistema digestivo. O quadro clínico é menos grave em comparação à saburra deteriorada.

Descamação (destacamento) da saburra – Os casos em que a saburra não se descama completamente, deixando brilhantes e escorregadios apenas os locais descamados, recebem o nome de "saburra descamada em forma de flor". Este tipo de descamação pode ser observado em caso de acometimento tanto na energia *Qi* quanto no *Yang* do estômago. Quando associado à pegajosidade, indica mucosidade úmida (impossibilidade de evaporação) ou danos na energia de defesa.

A saburra em que ao redor dos locais descamados há protuberâncias em forma de mapa geográfico é denominada "saburra em mapa geográfico". Este tipo de saburra surge em caso de deficiência de *Yin* ou de energia *Qi* e sangue *Xue*.

A saburra cujo local descamado não é escorregadio, causando a impressão de haver o surgimento de uma nova granulação, é denominada "saburra semidescamada". Esta surge em enfermidades que persistem por um longo período de tempo e que ocasionam deficiência de energia *Qi* e de sangue *Xue*.

A língua cuja saburra descamou-se completamente, tornando-se lisa, escorregadia e com aspecto de espelho, é denominada "língua em espelho" ou "língua lisa". Este quadro indica falência do *Yin* e da energia *Qi* do baço e do estômago.

Todos os casos apresentados acima são observados com freqüência em doenças de grande gravidade, desnutrição, anemia e em crianças alérgicas.

Saburra desproporcionada (desigual) – A distribuição da saburra lingual não é uniforme.

A saburra que se encontra concentrada na extremidade anterior (ponta) da língua é chamada "saburra em concentração lateral". Indica interiorização (invasão) não profunda de energia perversa no organismo ou deficiência de energia *Qi* do estômago.

Aquela que se apresenta concentrada na raiz da língua é denominada "saburra em desequilíbrio interno". Indica que a energia perversa no interior do organismo foi reduzida, mas o estômago continua congestionado ou já apresentava mucosidade e fluidos orgânicos (*TAN-IN*).

A concentração da saburra no lado esquerdo da língua indica estagnação energética dos órgãos *Zan* e interiorização de energia perversa nos órgãos internos *Zang* e *Fu*. Já a saburra concentrada no lado direito da língua indica a invasão da energia perversa no plano entre as partes interna e externa do organismo. Havendo concentração da saburra em ambos os lados, esquerdo e direito da língua, isto denota a presença de doença no fígado e na vesícula biliar.

Caso a saburra esteja distribuída por toda a extensão da língua, indica, na maioria das vezes, a estagnação da mucosidade úmida no aquecedor médio.

Saburra verdadeira ou falsa – A saburra que se adere teimosamente à língua, não se desprendendo mesmo ao ser limpa como se estivesse enraizada à língua, recebe o nome de "saburra verdadeira". Ela surge em caso de síndrome maciça (verdadeira), síndrome de calor ou quando a energia *Qi* do estômago ainda está presente (persiste).

Já a saburra que não está fortemente aderida à língua e que se desprende facilmente ao ser limpa, causando a impressão de estar suspensa sobre sua superfície, é uma saburra sem raiz, e recebe o nome de "saburra falsa" ou "saburra suspensa". Este tipo de saburra indica síndrome de deficiência ou síndrome maciça (verdadeira). Indica também que a energia *Qi* do estômago já se encontre debilitada.

Embora mudanças do aspecto da língua sejam complexas, desde que as condições básicas descritas até aqui sejam assimiladas, torna-se possível, através destes regras simples, empregar os conhecimentos acima em problemas complicados, de acordo com as circunstâncias.

Parte I

Língua e saburra normais

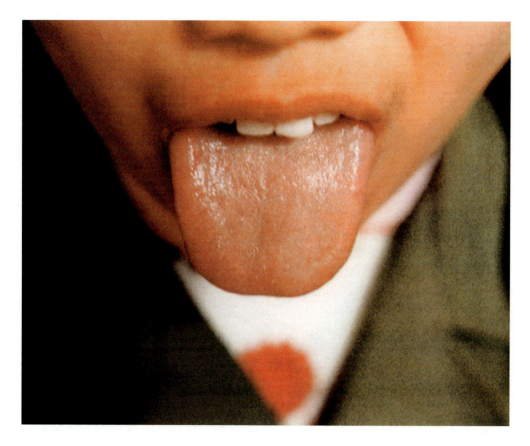

1. *Língua vermelho-clara com revestimento (saburra) branco, fino e úmido*

Aspecto lingual

- **Língua** – Vermelho-clara, úmida, macia, mole, viçosa (tenra) e com tamanho regular.
- **Saburra** – Clara, fina, úmida e brilhante (as partes brilhantes da língua são artefatos fotográficos – reflexo da luz – presentes na maioria das figuras que se seguem).

Principais etiopatogenias – Língua e saburra de um indivíduo sadio. Pode ser vista em indivíduos com invasão recente pelos fatores patogênicos exógenos ou com lesões internas leves.

Diagnóstico – Língua em paciente normal.

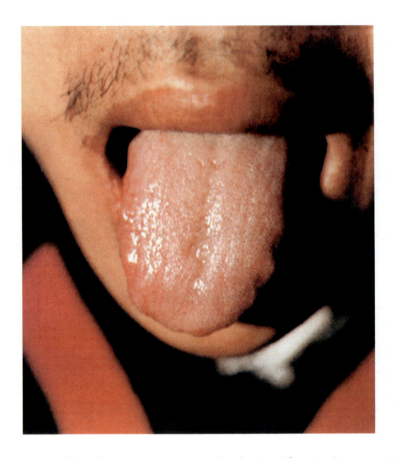

2. *Língua vermelho-clara, com marcas de dentes (facetas) e revestimento branco, fino, úmido e escorregadio*

Aspecto lingual

- **Língua** – Vermelho-clara, com facetas dentárias (roda dentada) nas bordas e com aspecto nem envelhecido nem viçoso (língua envelhecida – ao se retrair se torna rígida, sua cor é cinza escura e opaca. Língua viçosa-tenra – é macia e úmida, com aumento discreto no seu tamanho).
- **Saburra** – Fina, clara, úmida e escorregadia.

Principais etiopatogenias – Língua e saburra de um indivíduo sadio. Pode ser vista em casos de doenças causadas pela umidade perversa, resultante de agressão pelos fatores patogênicos exógenos nas doenças causadas pela deficiência de *Qi* acompanha de exacerbação da umidade.

Diagnóstico – Deficiência do baço com exacerbação da umidade. Comumente vista em casos de doenças crônicas leves.

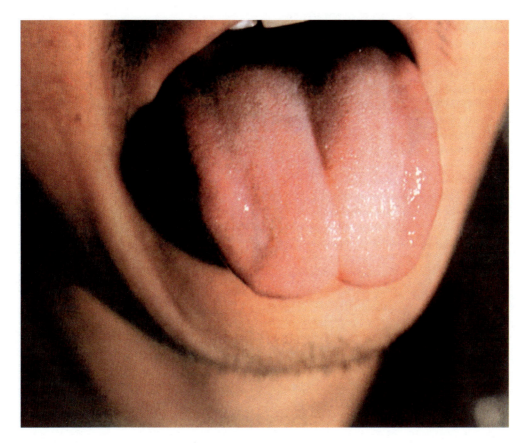

3. *Língua vermelho-clara com revestimento branco e fino*

Aspecto lingual

- **Língua** – Vermelho-clara e viçosa (tenra).
- **Saburra** – Fina, clara, com pequena quantidade de *Jin-Yê* (essências nutrientes-fluidos corpóreos) e levemente coberta por uma coloração amarelo-clara.

Principais etiopatogenias – Pode ser vista em línguas de pacientes normais, ou nas doenças causadas pela secura perversa resultante de agressão pelos fatores patogênicos exógenos e lesões internas com deficiência de *Yin*.

Diagnóstico – Língua em paciente normal.

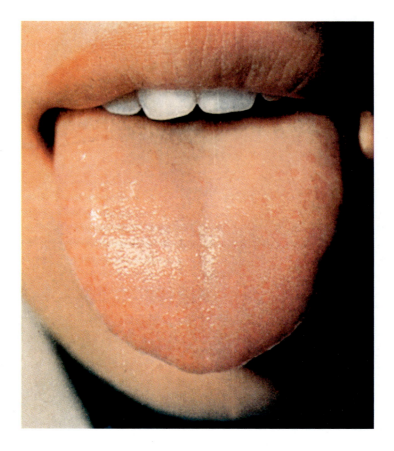

4. *Língua vermelho-clara com revestimento fino e branco*

Aspecto lingual

- **Língua** – Vermelho-clara, com tamanho ligeiramente aumentado e apresentando discretos pontos vermelhos. Língua nem muito envelhecida nem muito viçosa (tenra).
- **Saburra** – Fina, clara, nem seca nem úmida demais.

Principais etiopatogenias – Pode ser vista em língua de pacientes normais, ou nas doenças recentes causadas pelo vento-calor com discreta retenção interna de calor-umidade.

Diagnóstico – Língua em paciente normal.

Parte II

Língua pálida e sua análise

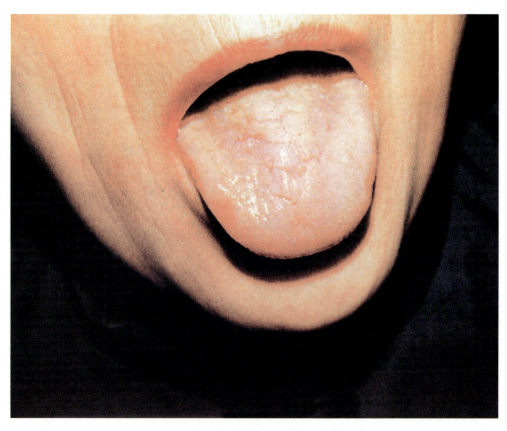

5. *Língua pálida e brilhante*

Aspecto lingual

- **Língua** – Clara, mole, viçosa, brilhante, úmida e esbranquiçada na superfície.
- **Saburra** – Grande parte da saburra é descamada (destacada), tornando a superfície lisa, brilhante e escorregadia. Na parte da raiz da língua ainda resta uma fina e branca saburra. No lado direito há manchas hemorrágicas (sangue coagulado).

Principais etiopatogenias – Pode ser vista em casos de depleção de *Qi* e de *Yin*, insuficiência de *Qi* e de sangue, deficiência de *Qi* e de sangue, debilidade de *Yang* com estase (coagulação) sangüínea.

Diagnóstico – Depleção de *Qi* e de *Yin* acompanhada de estase (coagulação) sangüínea.
Comumente vista em casos de doenças cardíacas, como insuficiência cardíaca e anemias.

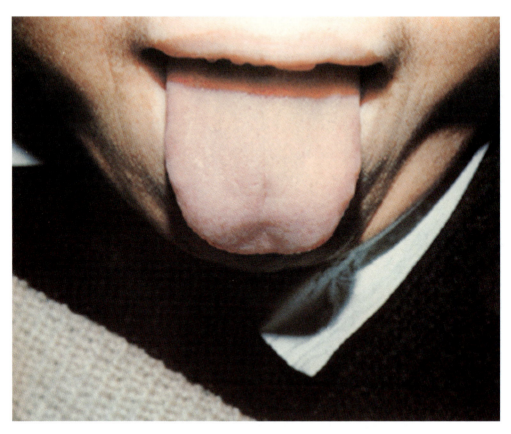

6. *Língua pálida e fina com pouco revestimento (saburra)*

Aspecto lingual

- **Língua** – Clara e fina, a extremidade (ponta da língua) é lisa e brilhante.
- **Saburra** – Fina, esbranquiçada, com pequena quantidade de *Jin-Yê* (essências nutrientes-fluidos corpóreos).

Principais etiopatogenias – Pode ser vista em paciente com deficiência de *Yin* e de *Yang*, insuficiência do *Qi* e do sangue, pseudodepleção de *Yang-Qi*, insuficiência das essências corpóreas-fluidos corpóreos (*Jin-Yê*).

Diagnósticos – Deficiência de *Yang* dos rins, depleção do *Qi* e do sangue.
Comumente vista em casos de anemias, desnutrição severa e doenças renais crônicas.

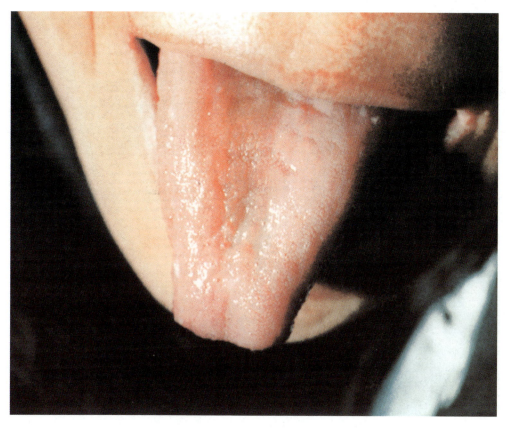

7. *Língua pálida com revestimento transparente*

Aspecto lingual

- **Língua** – Clara, macia e viçosa (tenra).
- **Saburra** – Extremamente fina, clara, úmida e brilhante. Aparentemente não há saburra, mas na realidade ela é transparente.

Principais etiopatogenias – Pseudofrio no baço e no estômago (se deve à debilidade de *Yang* do baço e do estômago).

Diagnóstico – Inatividade de *Yang* do baço, retenção e persistência de fluidos corpóreos-umidade no interior do organismo.
Comumente vista em casos de anemias, nefrites crônicas, etc.

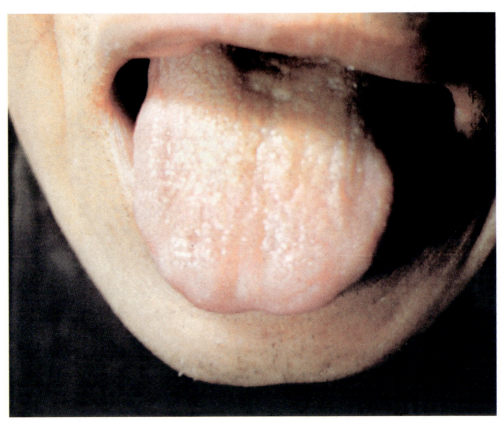

8. *Língua pálida com revestimento branco e deteriorado de aspecto cozido*

Aspecto lingual

- **Língua** – Clara, com tamanho aumentado, macia e viçosa (tenra).
- **Saburra** – Branca, espessa e aparentando queijo de soja deteriorado de aspecto cozido; embora clara, não chega a ser transparente.

Principais etiopatogenias – Depleção do *Qi* e do sangue, deficiência extrema de *Yang-Qi*.

Diagnóstico – Insuficiência de *Yang* do aquecedor médio, deficiência de *Qi* e de sangue.

Comumente vista em casos de anemias, deficiência nutricional severa, doenças cardíacas em geral, como insuficiência cardíaca, etc.

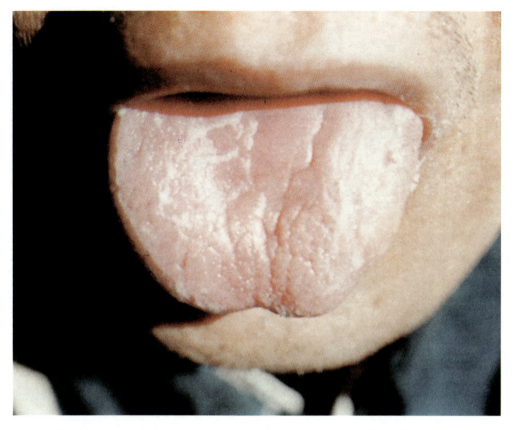

9. *Língua pálida com revestimento coberto por flocos brancos*

Aspecto lingual

- **Língua** – Clara, viçosa e com tamanho aumentado.
- **Saburra** – Esparsa e extremamente fina, de cor branca e brilhante (como se flocos de neve estivessem espalhados sobre a superfície da língua).

Principais etiopatogenias – Debilidade de *Yang* do baço.

Diagnóstico – Inatividade de *Yang* do baço, falta de vitalidade do estômago.
Comumente vista em casos de doenças crônicas do sistema digestivo e desnutrição.

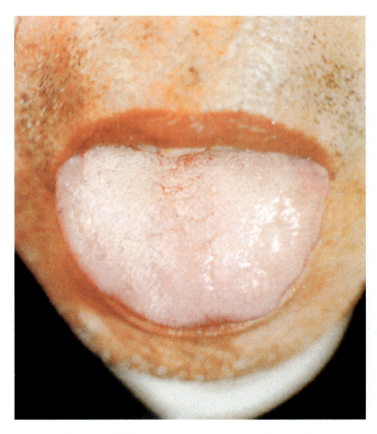

10. *Língua pálida com revestimento fino e branco*

Aspecto lingual

- **Língua** – Clara, tamanho bastante aumentado, macia e possuindo facetas dentárias nas suas bordas.
- **Saburra** – Fina, branca e úmida. Sua extremidade (ponta) é brilhante e sua parte central tem coloração amarelada.

Principais etiopatogenias – Insuficiência do *Qi* e do sangue, depleção do *Qi* e do *Yin*, deficiência do *Yang*, pseudofrio do baço e do estômago.

Diagnóstico – Deficiência e debilidade de energia vital (*Yuan-Qi*), inatividade de *Yang* do coração, bloqueio e estagnação de *Qi* e de sangue. Comumente vista em casos de cardiopatias resultante de doenças anêmicas, outras doenças cardíacas, como insuficiência e nefrite crônica, etc.

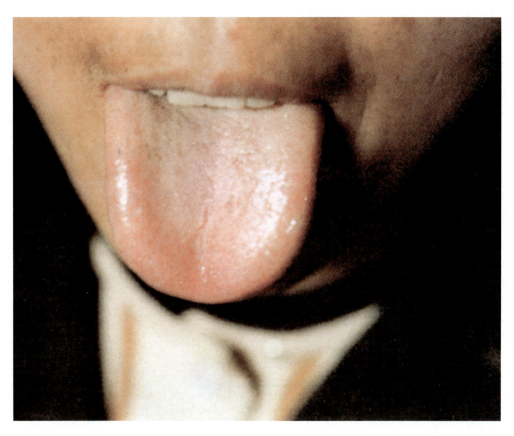

11. *Língua pálida com revestimento fino, branco, úmido e escorregadio*

Aspecto lingual

- **Língua** – Clara, de tamanho reduzido e fina.
- **Saburra** – Fina, branca, úmida e escorregadia, como se uma fina camada de papa de arroz tivesse passado sobre a superfície da língua.

Principais etiopatogenias – Pseudodepleção de *Yang* do baço, ascensão (subida) dos fluidos corpóreos-umidade do segmento superior do corpo, retenção de frio-umidade resultante da agressão pelos fatores patogênicos exógenos, depleção de *Qi* e de sangue.

Diagnóstico – Inatividade de *Yang* do baço, ascensão (subida) da mucosidade ao segmento superior do corpo.
Comumente vista em casos de bronquite crônica, doenças cardiorrespiratórias e insuficiência cardíaca, etc.

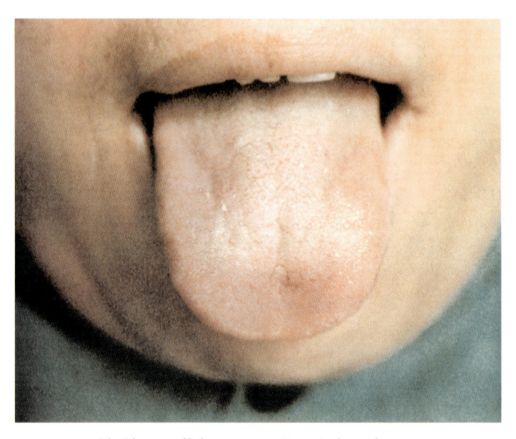

12. *Língua pálida com revestimento fino e branco*

Aspecto lingual

- **Língua** – Clara, de tamanho reduzido e fina.
- **Saburra** – Fina e branca, com umidade moderada.

Principais etiopatogenias – Pseudofrio no baço e no estômago, depleção (desgaste) de *Qi* e de sangue.

Diagnóstico – Retenção e persistência dos fluidos corpóreos-umidade devido à deficiência do baço.
Comumente vista em casos de anemias e insuficiência renal crônica, etc.

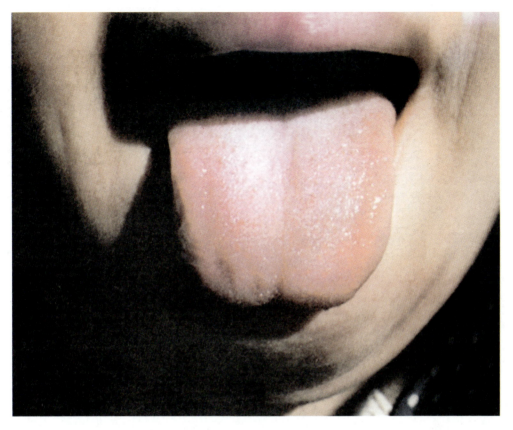

13. *Língua pálida com revestimento fino, branco e pegajoso*

Aspecto lingual

- **Língua** – Clara e viçosa (tenra).
- **Saburra** – Fina e com alguns pontos brancos e pegajosos na porção central da língua.

Principais etiopatogenias – Pseudofrio no aquecedor médio, presença de frio-umidade resultante da agressão pelos fatores patogênicos exógenos.

Diagnóstico – Deficiência do baço com exacerbação de umidade, deficiência de *Qi* e de sangue.
Comumente vista em casos de anemia, insuficiência cardíaca e insuficiência renal, etc.

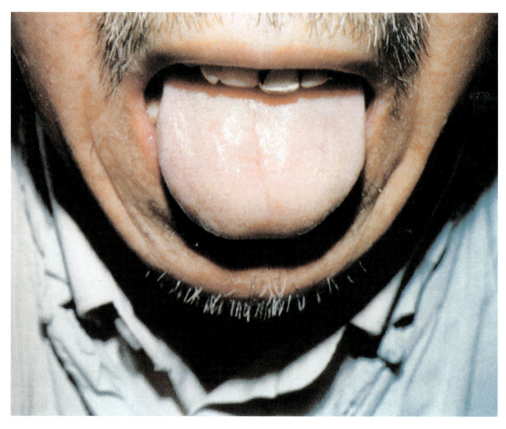

14. *Língua pálida com revestimento branco, úmido e ligeiramente espesso*

Aspecto lingual

- **Língua** – Clara.
- **Saburra** – Branca e turva, úmida, escorregadia, levemente espessa e acompanhada de brilho na superfície.

Principais etiopatogenias – Presença de frio-umidade resultante da agressão pelos fatores patogênicos exógenos, interiorização (invasão) de fator perverso no plano entre o meio interno do organismo, pseudofrio no baço e no estômago.

Diagnóstico – Deficiência do baço com exacerbação de umidade.
Comumente vista em casos de hemorragia gastrintestinal, insuficiência renal crônica, etc.

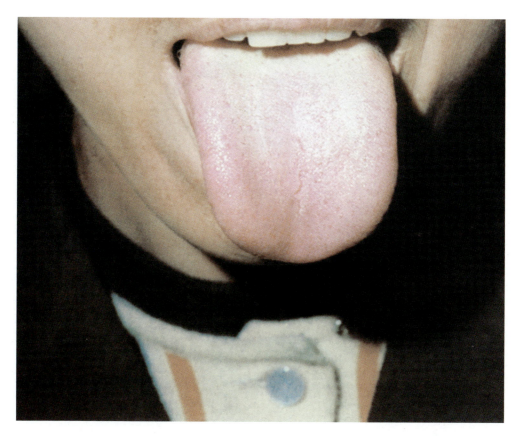

15. *Língua pálida com revestimento branco, pegajoso e seco*

ASPECTO LINGUAL

- **Língua** – Clara, de tamanho discretamente reduzido e fina.
- **Saburra** – Branca, turva e espessa, espalhando-se uniformemente por toda a superfície da língua.

Principais etiopatogenias – Falha no transporte e na distribuição de *Qi* e das essências corpóreas devido à deficiência de *Yang*, acometimento das essências corpóreas e à estagnação da umidade no aquecedor médio.

Diagnóstico – Obstrução do aquecedor médio pela umidade com bloqueio no fornecimento das essências corpóreas ao segmento superior do corpo.
Comumente vista em casos de úlcera gastrintestinal, hemorragia uterina funcional, etc.

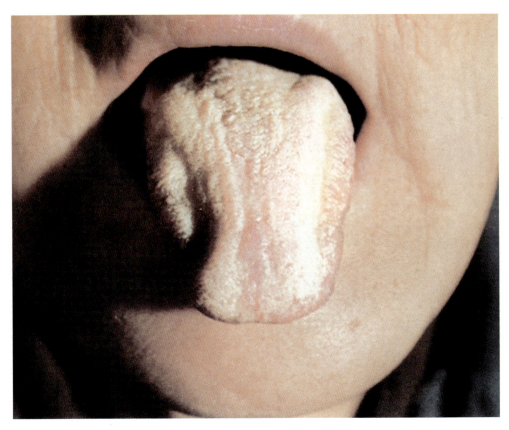

16. *Língua pálida com revestimento branco e pegajoso*

Aspecto lingual

- **Língua** – Clara com coloração discretamente escurecida.
- **Saburra** – Branca e turva, mas com grau de umidade normal.

Principais etiopatogenias – Pseudofrio no baço e no estômago, estagnação da umidade no aquecedor médio.

Diagnóstico – Estagnação e bloqueio da mucosidade-umidade devido à deficiência de *Qi*.

Comumente vista em casos de bronquiolite crônica e doenças cardiorrespiratórias.

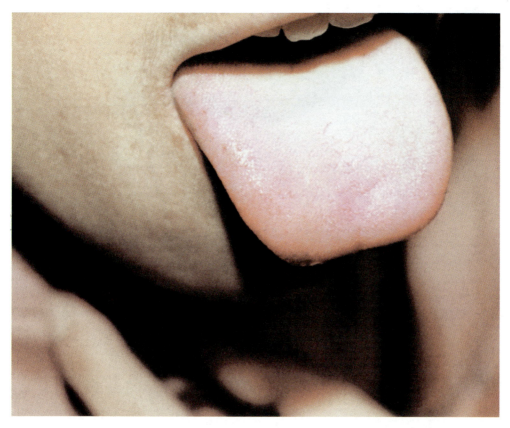

17. *Língua pálida com revestimento branco, espesso e pegajoso*

Aspecto lingual

- **Língua** – Clara e viçosa (tenra).
- **Saburra** – Branca, turva e que se espalha por toda a superfície da língua. Na parte central da língua ela (a saburra) é mais espessa.

Principais etiopatogenias – Pseudofrio (falso frio) no baço e no estômago, estagnação alimentar, estagnação da umidade-turva (impura).

Diagnóstico – Deficiência do baço com excesso (exacerbação) da mucosidade (catarro/fleuma).
Comumente vista em casos de gastrenterite crônica, asma brônquica e bronquiolite, etc.

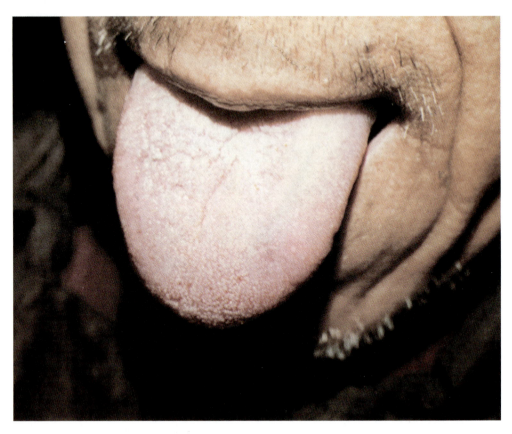

18. *Língua pálida e envelhecida com revestimento branco e deteriorado*

Aspecto lingual

- **Língua** – Clara, em tom azul acinzentado, turva e ressecada.
- **Saburra** – Branca e mais espessa na parte central da língua, dando aspecto de queijo de soja macerado.

Principais etiopatogenias – Retenção prolongada de frio-umidade que a seguir se converte em calor.

Diagnóstico – Deficiência de *Qi* com excesso (exacerbação) da umidade, retenção de mucosidade-calor no pulmão.

Comumente vista em casos de cardiopatias resultantes das doenças anêmicas, bronquiolite crônica e gastrite, etc.

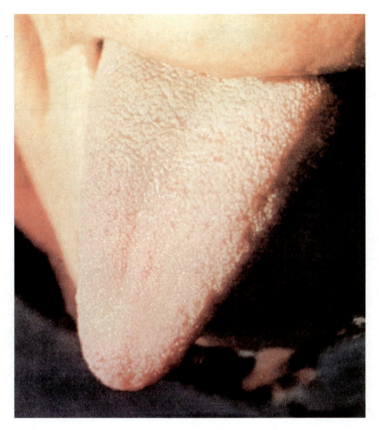

19. *Língua pálida e envelhecida com revestimento branco e aspecto granulado*

Aspecto lingual

- **Língua** – Clara e envelhecida.
- **Saburra** – Branca e áspera como grãos de areia e que se espalham por toda a superfície da língua uniformemente.

Principais etiopatogenias – Bloqueio dos canais energéticos pelo frio-umidade. Bloqueio acompanhado de distúrbio no transporte e distribuição das essências corpóreas ao segmento superior do corpo, acometimento das essências corpóreas por calor intensamente exacerbado.

Diagnóstico – Deficiência do sangue com estagnação da umidade e estase sangüínea.
Comumente vista em casos de doenças infecciosas em geral.

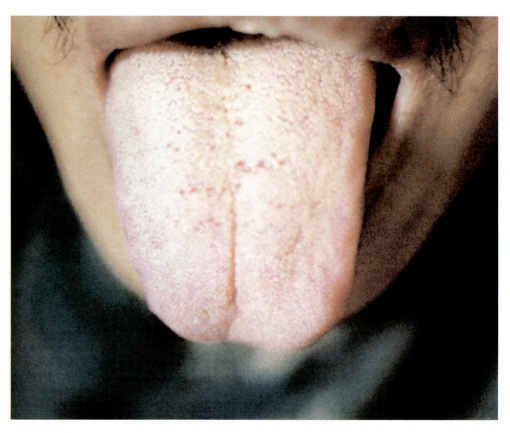

20. *Língua pálida com revestimento branco em forma de pó*

Aspecto lingual

- **Língua** – Clara e envelhecida.
- **Saburra** – Branca e que se espalha por toda a superfície da língua, a parte é mais espessa e de aspecto sujo, como se houvesse acúmulo de pó branco.

Principais etiopatogenias – Deficiência de *Yang* com ascensão (subida) de calor à superfície externa do segmento superior do corpo, exteriorização (superficialização) do calor perverso para os canais, exacerbação interna do fator nocivo, retenção de calor no triplo aquecedor.

Diagnóstico – Deficiência de *Yang* e presença de umidade-calor resultante da agressão pelos fatores patogênicos exógenos.

Comumente vista em casos de insuficiência cardíaca acompanhada de infecção pulmonar recidivante.

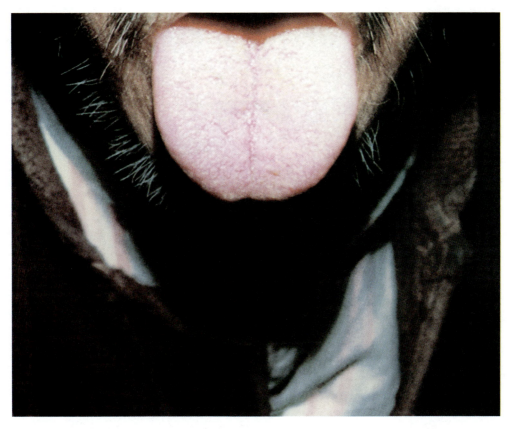

21. *Língua pálida com revestimento branco e deteriorado*

Aspecto lingual

- **Língua** – Clara e fina.
- **Saburra** – Branca que cobre toda a superfície da língua, dando aspecto de queijo de soja macerado.

Principais etiopatogenias – Transformação de frio-umidade em calor, umidade-calor em estado de ebulição, deficiência de *Yang* com ascensão de calor à superfície externa do segmento superior do corpo.

Diagnóstico – Insuficiência de *Yang* dos rins, transformação da umidade estagnada em calor interno.

Comumente vista em casos de insuficiência renal com infecção de repetição.

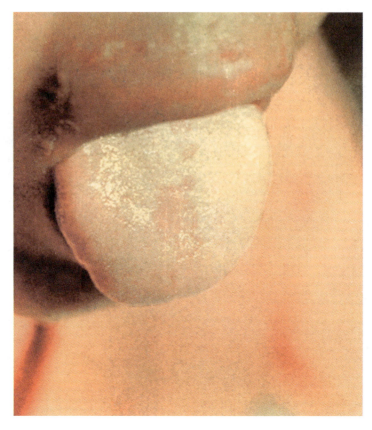

22. *Língua pálida com revestimento destacado parcialmente*

Aspecto lingual

- **Língua** – Clara, de tamanho aumentado e com facetas dentárias nas bordas.
- **Saburra** – Branca e úmida. Na parte central da língua está destacada, mas com tecido de granulação (neoformação).

Principais etiopatogenias – Deficiência de *Qi* com acometimento de *Yin*, descontinuidade da circulação energética e sangüínea (*Qi* e *Xue*) por doença crônica.

Diagnóstico – Deficiência de *Qi* e de *Yin*, ascensão (subida) de pseudofogo ao segmento superior do corpo.
Comumente vista em casos de lúpus eritematoso sistêmico, anemias e outras afecções febris, etc.

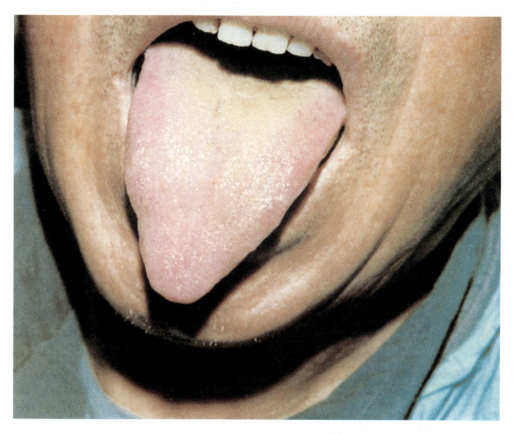

23. *Língua pálida com revestimento branco na extremidade (ponta da língua) e amarelo na raiz*

Aspecto lingual

- **Língua** – Clara.
- **Saburra** – Branca e fina na extremidade da língua; amarela e de aspecto sujo na raiz da língua.

Principais etiopatogenias – Inatividade de *Yang* torácica, umidade-calor no aquecedor inferior, conversão do fator perverso superficial em calor que, a seguir, penetra no organismo.

Diagnóstico – Deficiência de *Yang* acompanhada de agressão pelos fatores patogênicos exógenos, que se converte em calor e a seguir penetra no organismo.

Comumente vista em casos de nefrite crônica, cardiopatias resultantes das doenças anêmicas associadas à agressão pelo vento perverso na fase aguda.

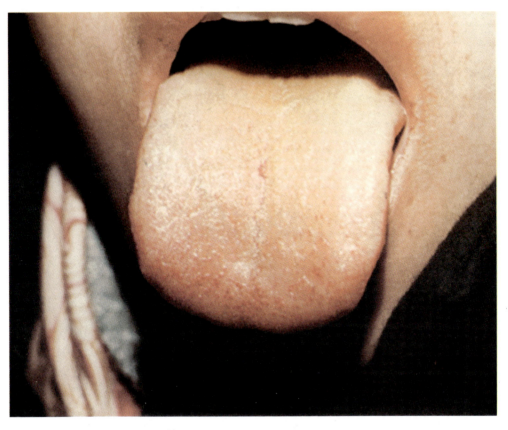

24. *Língua pálida com ponto vermelho e revestimento branco, pegajoso e discretamente amarelado*

Aspecto lingual

- **Língua** – Clara com facetas dentárias, a extremidade (ponta da língua) é levemente avermelhada e com pontos vermelhos.
- **Saburra** – Branca e turva (opaca), que cobre toda a superfície da língua dando uma coloração ligeiramente amarelada.

Principais etiopatogenias – Deficiência de *Yang* com ascensão (subida) de calor à superfície externa do segmento superior do corpo, perturbação com movimentação caótica de fogo do coração, deficiência de *Qi* com escassez (redução) das essências corpóreas associada à umidade.

Diagnóstico – Deficiência de *Yang* e de *Yin*, movimentação interna de pseudofogo (falso) do *Yin* e do *Yang*.
Comumente vista em casos de doenças hematológicas, como leucemia e nefrite crônica, etc.

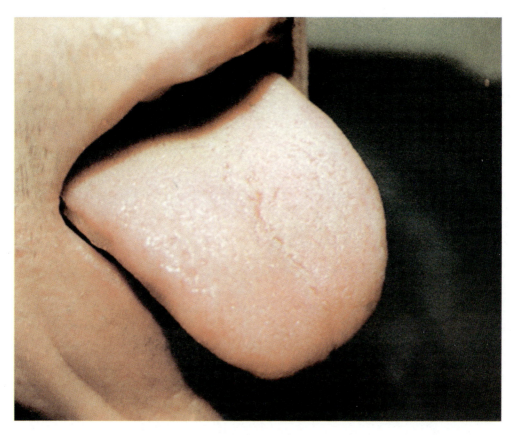

25. *Língua pálida, levemente avermelhada e com revestimento branco, espesso, pegajoso e ligeiramente amarelado*

Aspecto lingual

- **Língua** – Tamanho aumentado e cor clara e com extremidade (ponta da língua) relativamente mais vermelha.
- **Saburra** – Branca, espessa, de aspecto sujo e levemente amarelada.

Principais etiopatogenias – Deficiência de *Yang* com ascensão (subida) de calor à superfície externa do segmento superior do corpo, perturbação com movimentação caótica de fogo do coração, deficiência de *Qi* com escassez das essências corpóreas associada à umidade.

Diagnóstico – Deficiência do baço com transformação da umidade estagnada em calor.

Comumente vista e casos de úlcera duodenal e anemias.

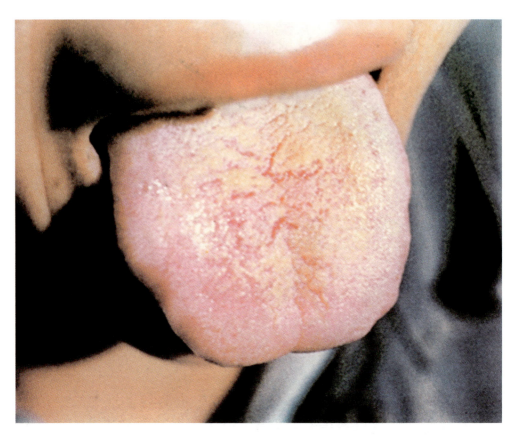

26. *Língua pálida com facetas dentárias e revestimento branco deteriorado (putrefeito) com a parte central amarelada*

Aspecto lingual

- **Língua** – Clara, tamanho aumentado e com facetas dentárias (roda dentada).
- **Saburra** – Branca, semelhante a queijo de soja macerado que cobre toda a superfície da língua. Sua parte central possui coloração amarelada.

Principais etiopatogenias – Deficiência de *Yang* com transformação de umidade interna estagnada em calor. Agressão pelos fatores patogênicos exógenos com invasão dos fatores perversos superficiais que se convertem em calor ao se penetrarem no interior do organismo.

Diagnóstico – Deficiência de *Qi* acompanhada de estase sangüínea, bloqueio dos canais energéticos pelo vento-mucosidade.
Comumente vista em casos de insuficiência cardíaca, doenças hematológica e neurovascular, etc.

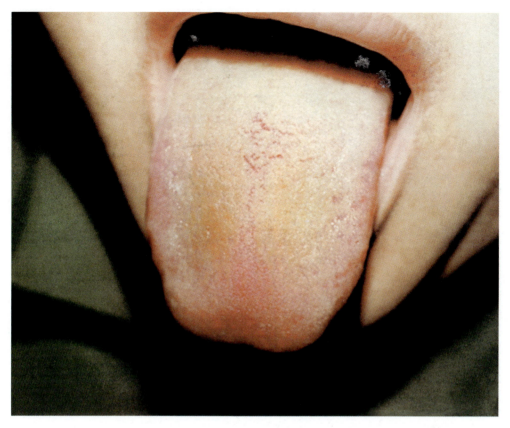

27. *Língua pálida com extremidade vermelha e revestimento branco e pegajoso, amarelado nas duas laterais*

Aspecto lingual

- **Língua** – Clara e com pontos vermelhos na extremidade.
- **Saburra** – Branca, espessa e com aspecto sujo; a parte central é mais fina e possui duas faixas amarela-claras nas laterais.

Principais etiopatogenias – Interiorização (invasão) de fator perverso superficial no organismo, retenção e resistência de fator perverso superficial no organismo, estagnação de calor no estômago e nos intestinos. Deficiência de *Yang* com excesso de umidade, perturbação e movimento interno do fogo do coração.

Diagnóstico – Presença de frio-umidade no aquecedor inferior, que se converte em calor, ascensão de falso-*Yang* (pseudo-*Yang*) à superfície externa do segmento superior do corpo.

Comumente vista em casos de infecção ou de doenças relacionadas aos tractos hepatobiliares, enterite, etc.

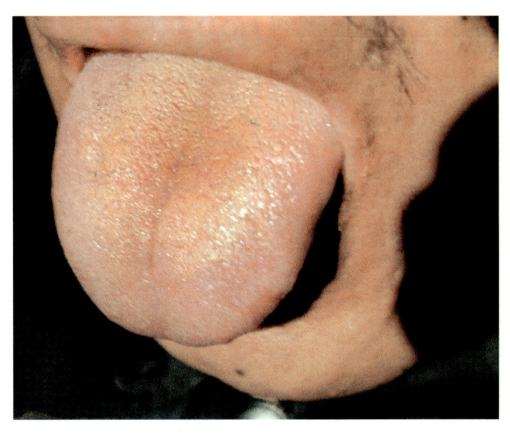

28. *Língua pálida com revestimento amarelo fino*

Aspecto lingual

- **Língua** – Clara e com pontos vermelhos na extremidade (pontos da língua).
- **Saburra** – Fina, amarelada, áspera e com fissuras (fendas).

Principais etiopatogenias – Deficiência de *Qi* acompanhada de escassez de essências corpóreas (*Jin-Yê*). Deficiência de *Qi* com escassez de essências corpóreas associadas à umidade.

Diagnóstico – Insuficiência de *Qi* e de *Yin*, retenção interna da umidade-turva.
Comumente vista em casos de doenças cardíacas, insuficiência cardíaca e doenças hematológicas.

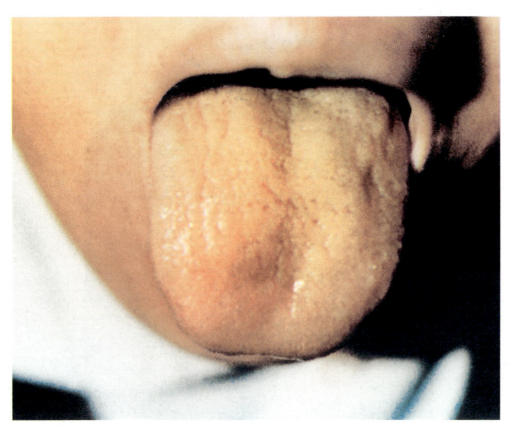

29. *Língua pálida com revestimento amarelado, fino e pegajoso*

Aspecto lingual

- **Língua** – Clara e viçosa (tenra).
- **Saburra** – Fina e amarelada que cobre toda a superfície da língua. Na extremidade (ponta da língua) a quantidade de saburra é pequena e o grau de umidade é normal.

Principais etiopatogenias – Deficiência de *Qi* com escassez de essências corpóreas associadas à retenção da umidade, deficiência do aquecedor médio com retenção de frio-umidade, deficiência de *Qi* com perturbação do segmento superior do corpo resultante da ascensão (subida) do calor.

Diagnóstico – Deficiência de *Qi* e exacerbação de umidade, perturbação do segmento superior do corpo resultante da ascensão (subida) do calor.
Comumente vista em casos de anemias, leucemias e síndrome do rim atrófico.

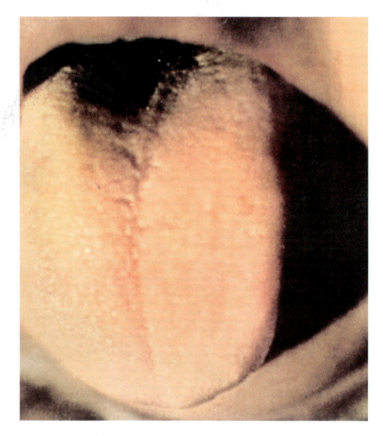

30. *Língua pálida com revestimento amarelo e escorregadio*

Aspecto lingual

- **Língua** – Clara e sem brilho. Possui tamanho aumentado é macia e úmida.
- **Saburra** – Fina, turva, bastante úmida e escorregadia. Do lado direito, ela (a saburra) é mais espessa e discretamente amarelada.

Principais etiopatogenias – Agressão pelos fatores patogênicos exógenos com invasão e localização da energia perversa entre os meios externo e interno do organismo, lesão interna com retenção de frio-umidade no aquecedor inferior, inatividade de *Yang* do baço. Deficiência do baço com retenção da umidade-calor no fígado e na vesícula biliar.

Diagnóstico – Inatividade de *Yang* do baço, presença de frio-umidade no aquecedor médio tendendo a se transformar em calor.
Comumente vista em casos de cardiopatias resultantes das doenças anêmicas, nefrite crônica e doenças hematológicas, como leucemia e anemias, etc.

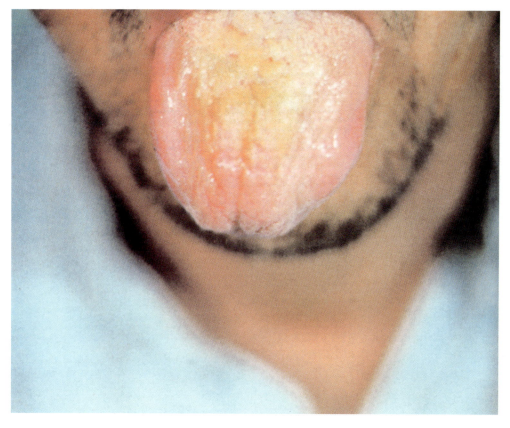

31. *Língua pálida, sendo vermelha em toda extensão das bordas, com revestimento transparente, amarelo e escorregadio*

Aspecto lingual

- **Língua** – Clara, macia e viçosa (tenra); ambas as bordas da língua são vermelhas.
- **Saburra** – Fina, branca e transparente. A parte central é turva, de aspecto sujo, escorregadio, brilhante e ligeiramente amarelada.

Principais etiopatogenias – Agressão pelos fatores patogênicos exógenos com invasão (interiorização) de frio-umidade que se converte em calor ao penetrar no organismo, lesão interna acompanhada de pseudofogo (falso-fogo) no baço e no estômago, perturbação e movimento interno do falso-fogo (pseudofogo).

Diagnóstico – Inatividade *Yang* do baço, calor-umidade no fígado e na vesícula biliar.

Comumente vista em casos de infecção nos ductos biliares e doenças digestivas crônicas em geral.

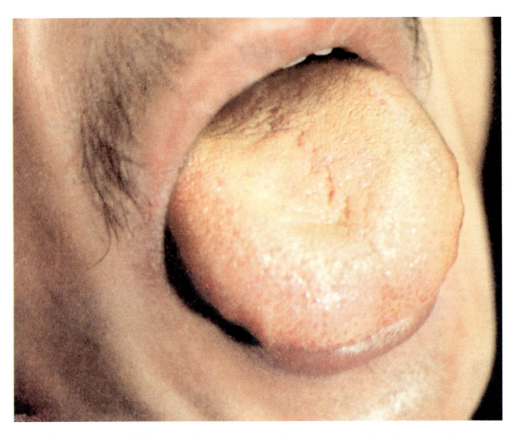

32. *Língua pálida e mole, com revestimento amarelado e pegajoso*

ASPECTO LINGUAL

- **Língua** – Clara, tamanho aumentado e mole, com facetas dentárias (roda dentada) nas bordas. Bastante debilitada, não encontra forças para se projetar para fora da boca.
- **Saburra** – Na zona central da língua, ela (a saburra) é amarela, espessa e de aspecto sujo.

Principais etiopatogenias – Desgastes (depleção) do *Qi* e do sangue, deficiência do baço acompanhada de retenção interna de umidade-calor.

Diagnóstico – Desgaste (depleção) do *Qi* e do sangue, bloqueio energético pela retenção e entrecruzamento da mucosidade-calor.

Comumente vista em casos de doenças neurovasculares e cardiovasculares, etc.

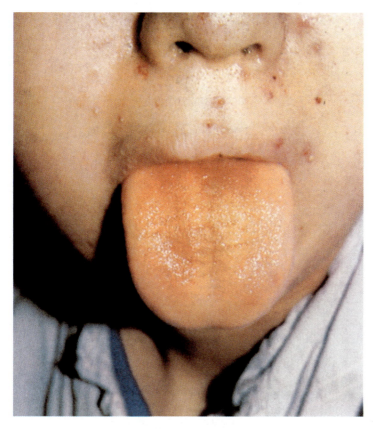

33. *Língua pálida, sem revestimento parcialmente branco e parcialmente amarelado*

Aspecto lingual

- **Língua** – Clara, de tamanho reduzido, brilhante e úmida.
- **Saburra** – Fina, amarela e apresentando brilho intenso nas laterais e na extremidade (ponta da língua).

Principais etiopatogenias – Desgaste (depleção) do *Qi* e do sangue, deficiência de *Qi* com escassez das essências corpóreas, ascensão do falso-*Yang* à superfície do segmento superior do corpo.

Diagnóstico – Depleção do *Qi* e do sangue, deficiência do *Yang* com ascensão do calor à superfície externa do segmento superior do corpo.

Comumente vista em casos de doenças hematológicas, como anemia aplástica, etc.

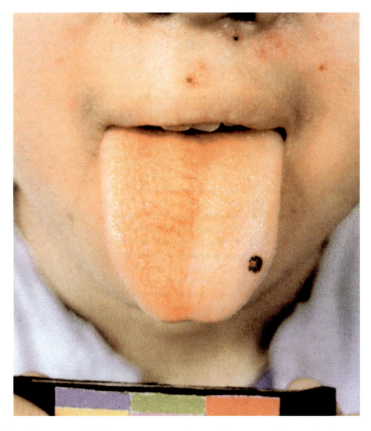

34. *Língua pálida com revestimento parcialmente branco e parcialmente amarelado*

Aspecto lingual

- **Língua** – Clara, fina e de tamanho reduzido, apresentando uma petéquia (mancha hemorrágica) no lado esquerdo.
- **Saburra** – Fina e branca na metade esquerda e fina e amarelada na metade direita.

Principais etiopatogenias – Depleção do *Qi* e do sangue, perda na função de controlar a circulação sangüínea por deficiência do baço, estagnação de calor no fígado e na vesícula biliar.

Diagnóstico – Deficiência do *Qi* e do sangue, incapacidade do baço de governar a circulação sangüínea nos vasos sangüíneos.

Este exemplo apresenta o mesmo paciente da foto 33 e o diagnóstico é de anemia aplástica. A Figura 33 foi tirada com o paciente em estado de febre elevada, enquanto a Figura 34 foi tirada uma semana após, quando a febre já era reduzida, mas com sintomas de hemorragia.

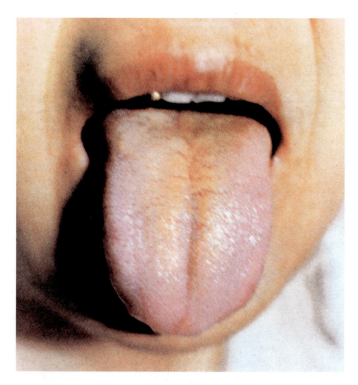

35. *Língua e revestimento com duas faixas amarelas*

Aspecto lingual

- **Língua** – Clara com tendência a escurecimento ainda não evidente. Nas bordas há facetas dentárias (roda dentada).
- **Saburra** – Fina e branca que cobre toda a superfície da língua. No centro há duas faixas amarelas de saburra. O grau de umidade é normal.

Principais etiopatogenias – Agressão pelos fatores patogênicos exógenos com invasão dos fatores perversos externos que se convertem em calor ao penetrarem no interior do corpo, retenção e persistência residual dos fatores perversos superficiais na parte externa (superficial) do corpo. Lesão interna com retenção de calor no estômago e nos intestinos. Debilidade e deficiência do baço e do estômago, estagnação da mucosidade-umidade. Deficiência do *Qi* com retenção da umidade e estase sangüínea.

Diagnóstico – Síndrome de *Bi* torácica (*angina pectoris*), deficiência do *Qi* com retenção da umidade e estase sangüínea.
Comumente vista em casos da cardiopatia resultante das doenças anêmicas, *angina pectoris*, bronquiolite crônica agudizada, infecção pulmonar resultante das doenças cardiorrespiratórias e insuficiência cardíaca resultante de nefrite crônica, etc.

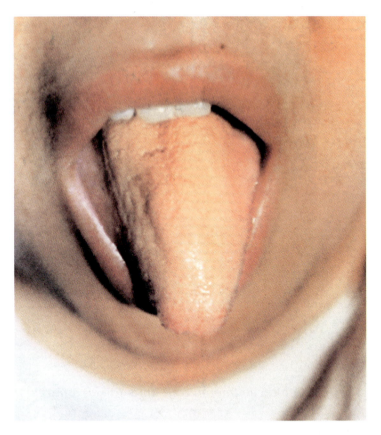

36. *Língua pálida com revestimento amarelo e ressecado*

Aspecto lingual

- **Língua** – Clara, com manchas negras na extremidade (ponta da língua).
- **Saburra** – Amarela, espessa e ressecada no centro e na raiz da língua.

Principais etiopatogenias – Deficiência do baço com retenção da umidade que se converte em calor. Exacerbação interna de umidade-calor. Deficiência de *Qi* com escassez de essências corpóreas, perturbação do segmento superior do corpo resultante da ascensão (subida) do calor. Invasão (interiorização) pelos fatores perversos externos que se convertem em calor ao penetrarem no interior do organismo e acometem as essências corpóreas (*Jin-Yê*).

Diagnóstico – Inatividade de *Yang* do baço, estagnação de umidade que se transforma em calor.
Comumente vista em casos de anemia aplástica e cardiopatias resultantes das doenças anêmicas.

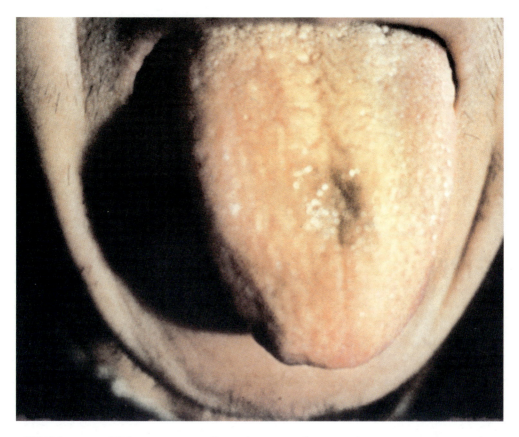

37. *Língua pálida com revestimento amarelo, pegajoso e negro no centro*

Aspecto lingual

- **Língua** – Clara, mas com tonalidade mais escura.
- **Saburra** – Amarela, espessa e de aspecto sujo na zona central da língua. No centro há uma área de cor tendendo para o negro.

Principais etiopatogenias – Retenção de frio-umidade no aquecedor médio que se converte em calor, deficiência de *Yang* com bloqueio da umidade e estase sangüínea.

Diagnóstico – Deficiência de *Yang* com retenção da umidade e estase sangüínea.

Comumente vista em casos de doenças cardiovasculares e neurovasculares.

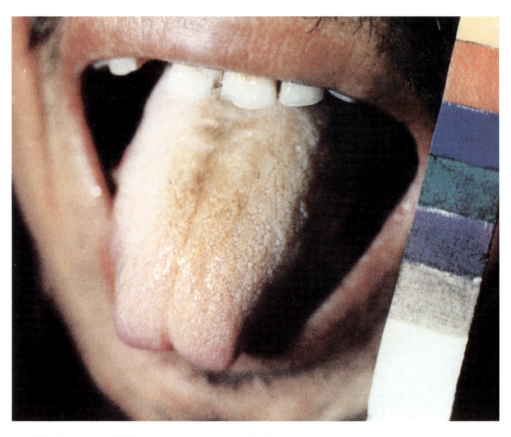

38. *Língua pálida com revestimento branco passando para o amarelo, granulado e pegajoso*

Aspecto lingual

- **Língua** – Clara, apresentando escurecimento.
- **Saburra** – Branca passando para o amarelo, com grânulos intimamente unidos, proporcionando o aspecto de clara de ovo pulverizada sobre a superfície da língua.

Principais etiopatogenias – Estase sangüínea causada pela deficiência de *Qi* e bloqueio da umidade, aglutinação ou consolidação pela mistura de umidade-calor com mucosidade salivar para, em seguida, reter no organismo.

Diagnóstico – Deficiência do baço com transformação da umidade-mucosidade em calor.

Comumente vista em casos de asma brônquica, bronquiolite crônica e doenças cardiorrespiratórias, etc.

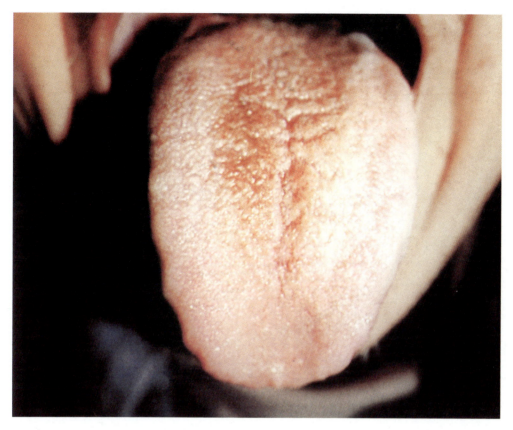

39. *Língua pálida com revestimento branco úmido, escorregadio nas bordas e acinzentado no centro*

Aspecto lingual

- **Língua** – Clara com facetas dentárias (roda dentada).
- **Saburra** – Branca, turvas e de aspecto sujo nas bordas e na extremidade (ponta da língua) e acinzentada tendendo para o negro na zona central da língua.

Principais etiopatogenias – Presença de falso-frio (pseudofrio) no aquecedor médio.

Diagnóstico – Deficiência de *Qi* e de *Yin*, presença de frio gerado pelo aquecedor médio.

Comumente vista em casos de diabetes crônica na fase tardia e insuficiência renal crônica.

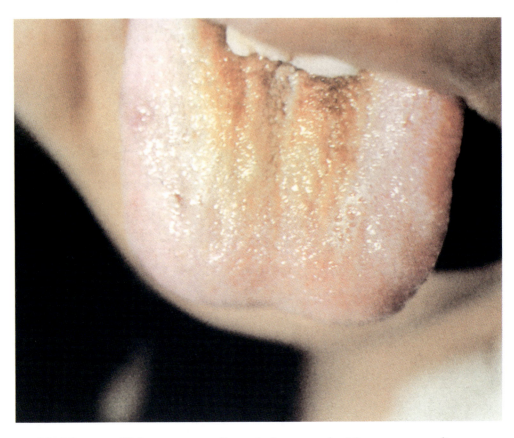

40. *Língua pálida com revestimento branco, úmido, escorregadio nas bordas e acinzentado no centro*

Aspecto lingual

- **Língua** – Clara e de tamanho aumentado.
- **Saburra** – Branca e escorregadia nas bordas e na extremidade (ponta da língua); porção central amarelada (coberta por uma coloração acinzentada), espessa, pegajosa e de aspecto sujo no centro e em direção à raiz da língua.

Principais etiopatogenias – Deficiência do aquecedor médio com retenção de frio-umidade, estagnação da umidade que se transforma em calor.

Diagnóstico – Insuficiência de *Yang* dos rins, estagnação da umidade que se converte em calor.

Comumente vista em casos de insuficiência renal crônica e síndrome urêmica.

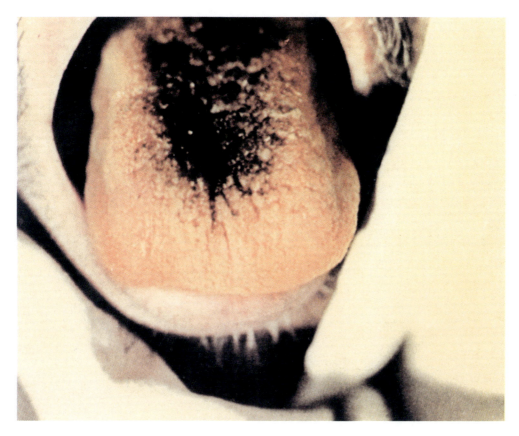

41. *Língua pálida com revestimento negro e ressecado*

Aspecto lingual

- **Língua** – Clara e de tamanho aumentado.
- **Saburra** – Cinza tendendo para o negro, ressecada e apresentando fissuras (fendas). As bordas e a extremidade da língua são invariavelmente brancas.

Principais etiopatogenias – Deficiência de *Yang* com frio intensamente exacerbado. Inatividade de *Yang* do aquecedor médio, retenção e persistência da umidade-alimento no organismo.

Diagnóstico – Deficiência de *Yang* com retenção da mucosidade-umidade, bloqueio da mente pela mucosidade-umidade.
Comumente vista em casos de doenças neurovasculares e insuficiência renal crônica.

Parte III

Língua vermelho-clara e sua análise

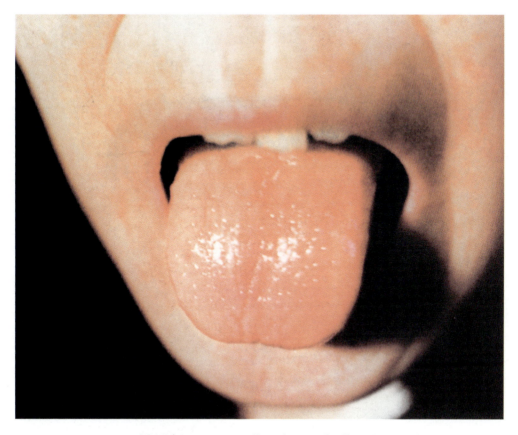

42. *Língua vermelho-clara e brilhante*

Aspecto lingual

- **Língua** – Vermelho-clara, mole e viçosa (úmida, macia e de tamanho discretamente aumentado). A sua superfície é lisa e escorregadia não havendo presença de saburra. Os pontos brancos representam o reflexo da luminosidade sobre os fluidos salivares.

Principais etiopatogenias – Desgaste (depleção) de *Qi* e de *Yin*, deficiências de *Qi* e de sangue, acometimento de *Yin* do estômago e dos rins.

Diagnóstico – Depleção de *Qi* e de *Yin*.
Comumente vista em casos de colagenoses e infecções pulmonares (na fase febril).

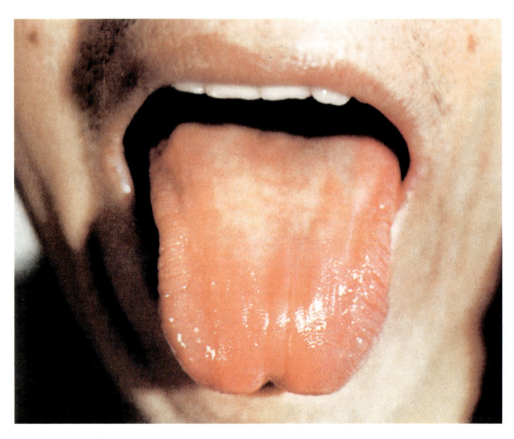

43. *Língua vermelho-clara e brilhante (língua em espelho)*

Aspecto lingual

- **Língua** – Mole, úmida e discretamente avermelhada, apresentando fissuras (fendas) nas bordas. A sua superfície é brilhante e lisa, sem a presença de saburra; sendo plana e escorregadia, tem o aspecto de um espelho.

Principais etiopatogenias – Deficiências de *Yin* do estômago e dos rins, deficiências de *Qi* e de sangue, deficiência de *Yin* com exacerbação do fogo.

Diagnóstico – Insuficiência de *Yin* do estômago.
Comumente vista em casos de gastrite atrófica e infecções do sistema respiratório, etc.

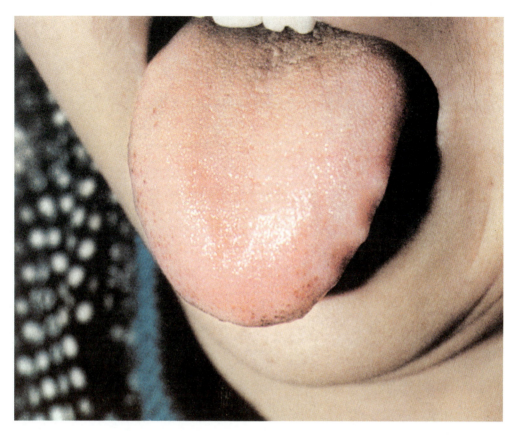

44. *Língua vermelho-clara com pontos negros, revestimento escuro e escasso*

Aspecto lingual

- **Língua** – Vermelho-clara macia (mole) e de tamanho aumentado, com a presença de facetas dentárias (roda dentada) e pontos negros nas suas bordas. Tem aspecto sujo, ainda não evidente.
- **Saburra** – Fina e esparsa. As bordas e a extremidade (ponta da língua) não apresentam saburra, e são lisas e escorregadias.

Principais etiopatogenias – Deficiência do baço e inatividade do estômago, deficiência de *Qi* com estase sangüínea, deficiência de *Qi* com retenção de calor no sangue.

Diagnóstico – Desgaste (depleção) do *Qi* e do sangue, estase sangüínea que se converte em calor.

Comumente vista em casos de anemia aplástica e leucemia.

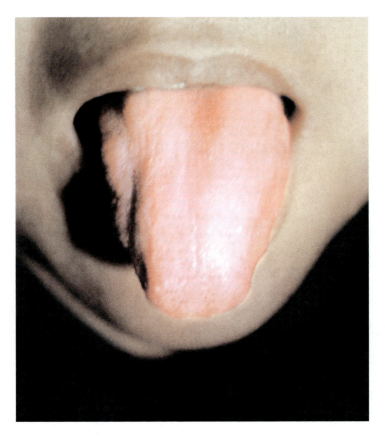

45. *Língua vermelho-clara com revestimento transparente*

Aspecto lingual

- **Língua** – Lisa, brilhante, escorregadia e de cor vermelho-clara. A superfície da língua apresenta cor pálida, brilho e é úmida; possui tamanho aumentado.
- **Saburra** – Embora à primeira vista pareça ser inexistente, na realidade, ela é branca, fina e transparente.

Principais etiopatogenias – Presença de falso-frio (pseudofrio) no baço e no estômago.

Diagnóstico – Deficiência do baço com exacerbação da umidade.
Comumente vista em casos de doenças digestivas crônicas e insuficiência cardíaca, etc.

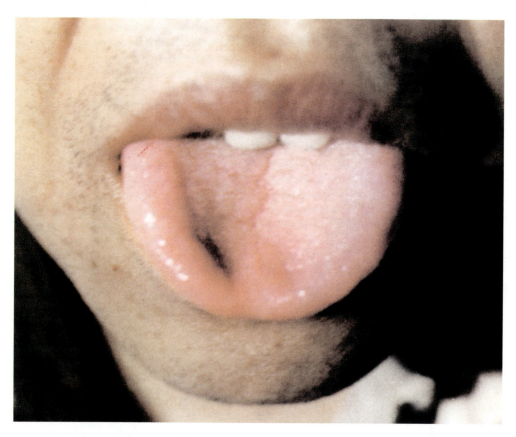

46. *Língua vermelho-clara com revestimento transparente*

Aspecto lingual

- **Língua** – Clara e viçosa (macia e úmida, com aumento discreto no seu tamanho).
- **Saburra** – Fina, branca e transparente. As bordas são brilhantes sem saburra.

Principais etiopatogenias – Falso-frio (pseudofrio) no baço e no estômago.

Diagnóstico – Deficiências do baço, com distúrbios na digestão, do transporte e da distribuição de nutrientes, estagnação de fluidos corpóreos-umidade.
Comumente vista em casos de hematúria noturna esporádica e anemias de repetição, etc.

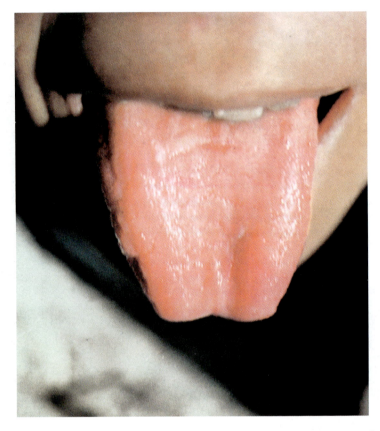

47. *Língua vermelho-clara com revestimento transparente*

Aspecto lingual

- **Língua** – Vermelho-clara, mole e viçosa (macia e úmida com aumento discreto no seu tamanho).
- **Saburra** – Em toda a superfície da língua, há a presença de uma saburra fina, branca e transparente.

Principais etiopatogenias – Deficiência do baço com excesso (exacerbação) da umidade.

Diagnóstico – Inatividade de *Yang* do baço, retenção e persistência dos fluidos corpóreos-umidade.

Este exemplo representa o mesmo paciente da Figura 7, possui anemia, mas apresenta sinais de melhora em função do tratamento.

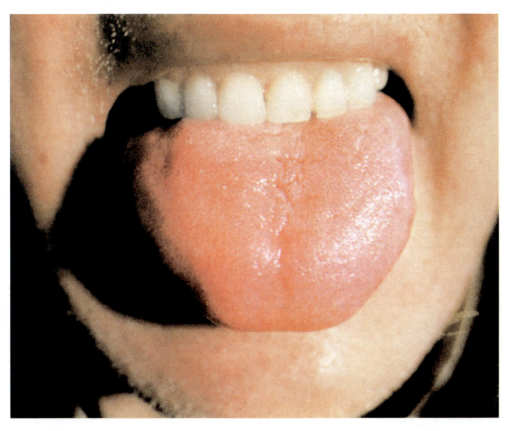

48. *Língua vermelho-clara e edemaciada, com revestimento fino, branco e úmido*

Aspecto lingual

- **Língua** – Vermelho-clara, mole e viçosa (macia e úmida com aumento discreto no seu tamanho).
- **Saburra** – Fina, branca e úmida que cobre toda a superfície da língua. Sua granulação é espessa e de distribuição homogênea.

Principais etiopatogenias – Presença de frio-umidade resultante da agressão pelos fatores patogênicos exógenos, deficiência do baço com excesso (exacerbação) da umidade.

Diagnóstico – Retenção de calor-umidade no pulmão e no estômago, estagnação do Qi e estase sangüínea.

Comumente vista em casos de asma brônquica (asma alérgica que resulta de alergia a fungos), bronquiolite e tuberculose pulmonar.

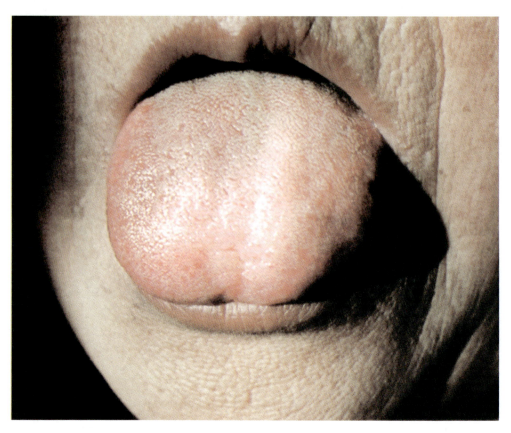

49. *Língua vermelha, escurecida e edemaciada com revestimento branco e fino*

Aspecto lingual

- **Língua** – Tamanho bastante aumentado com pontos vermelhos e de cor vermelho-clara, mas de aspecto sujo e escuro.
- **Saburra** – Fina e branca.

Principais etiopatogenias – Deficiência de *Yang* com estagnação da umidade, estagnação do *Qi* e estase sangüínea. Invasão (interiorização) de calor no sistema *Yong* (de nutrição) e *Xue* (de sangue), retenção e persistência de vento-frio resultante da agressão pelos fatores patogênicos exógenos.

Diagnóstico – Deficiência de *Qi* e estase sangüínea.
Comumente vista em casos de doenças neurovasculares, cardiovasculares e síndromes neurológicas, etc.

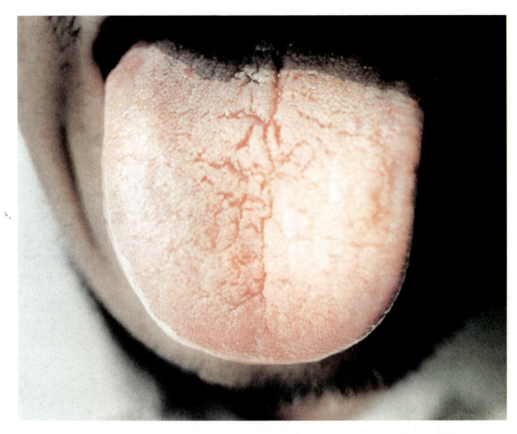

50. *Língua vermelho-clara com fissuras e revestimento fino e branco*

Aspecto lingual

- **Língua** – Vermelho-clara, apresentando fissuras (fendas) verticais e horizontais em sua parte central, com aspecto de rachaduras no gelo.
- **Saburra** – Fina, branca e úmida.

Principais etiopatogenias – Deficiência de *Yin* decorrente do envelhecimento, deficiência do baço com invasão do mesmo pelo fator febril.

Diagnóstico – Movimento interno de vento do fígado gerado pela deficiência de *Yin*.

Comumente vista em casos de síndrome de coreoatetose, doenças cardiovasculares e resfriado comum (gripes).

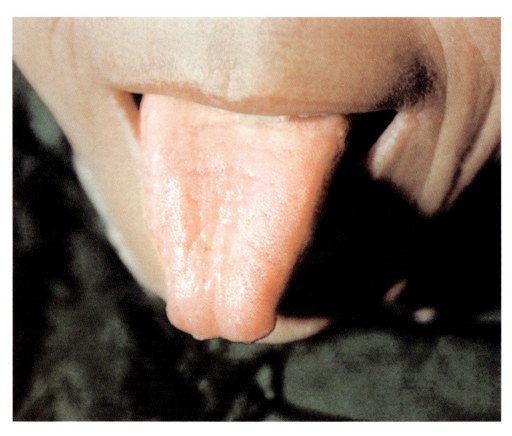

51. *Língua vermelho-clara com revestimento fino, branco, úmido e escorregadio*

Aspecto lingual

- **Língua** – Vermelho-clara, apresentando pequenos pontos vermelhos na parte anterior.
- **Saburra** – Fina, branca, úmida e escorregadia.

Principais etiopatogenias – Presença de frio-umidade resultante da agressão pelos fatores exógenos, ascensão (subida) dos fluidos corpóreos-*Qi* à superfície externa do segmento superior do corpo.

Diagnóstico – Recuperação total de *Yang* do baço, retenção e persistência da umidade perversa com tendência a se transformar em calor.

Trata-se do mesmo paciente das Figuras 7 e 47, portador de anemia, e que apresenta regressão do quadro clínico.

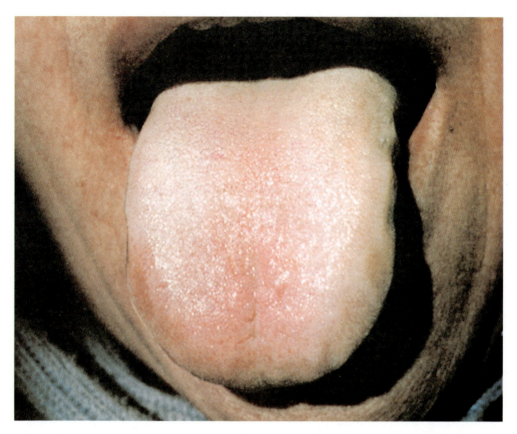

52. *Língua vermelho-clara com mancha hemorrágica e revestimento fino, branco e seco*

Aspecto lingual

- **Língua** – Vermelho-clara, de tamanho aumentado e com facetas dentárias (roda dentada) nas bordas da língua, e tonalidade escura não muito evidente. Há ainda a presença de uma mancha hemorrágica de cor azul arroxeada.
- **Saburra** – Fina, seca e branca.

Principais etiopatogenias – Deficiência de *Qi* com escassez das essências corpóreas (*Jin-Yê*), acometimento ou "lesão" pulmonar provocada por secura perversa, deficiência de *Qi* com estase (coagulação) sangüínea.

Diagnóstico – Deficiência de *Yang* do baço e do estômago, escassez das essências corpóreas (*Jin-Yê*) com estase sangüínea.
Comumente vista em casos de insuficiência cardíaca em geral.

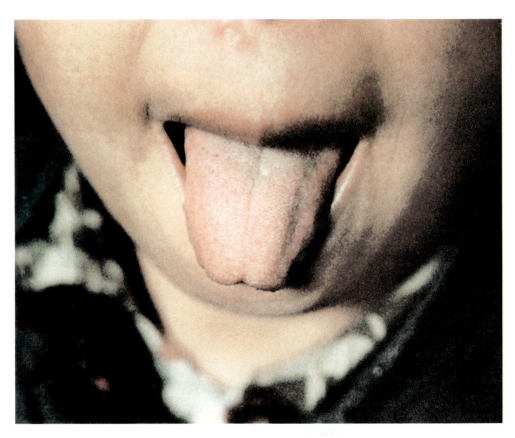

53. *Língua vermelho-clara, com tonalidade mais escura e revestimento fino, branco e seco*

Aspecto lingual

- **Língua** – Vermelho-clara de tonalidade escurecida. Em sua borda, há a presença de manchas hemorrágicas.
- **Saburra** – Fina, branca e ressecada.

Principais etiopatogenias – Deficiência de *Qi* com escassez das essências corpóreas, "lesão" (acometimento) pulmonar provocada por secura perversa, deficiência de *Qi* com estase (coagulação) sangüínea.

Diagnóstico – Disfunção do baço com perda de sua função no controle da circulação sangüínea pelos vasos, estagnação e *Qi* e estase (coagulação) sangüínea.
Comumente vista em casos de hemorragia uterina funcional e anemias de repetição, etc.

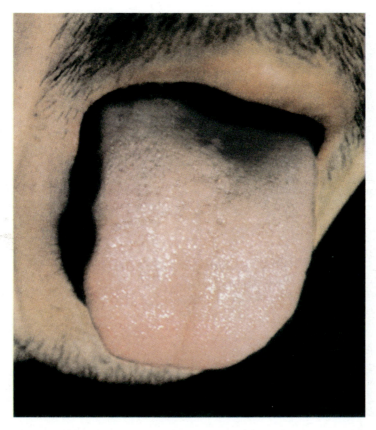

54. *Língua vermelho-clara, tendendo para escura, com revestimento fino, branco e pegajoso*

Aspecto lingual

- **Língua** – Vermelha, discretamente escura.
- **Saburra** – Fina, branca e turva com aspecto sujo.

Principais etiopatogenias – Manifestação inicial de umidade-fator febril e bloqueio de *Yang* do sistema *Yong* (de defesa). Deficiência do baço com retenção da umidade e estase (coagulação) sangüínea.

Diagnóstico – Deficiência do baço com estase (coagulação) sangüínea. Comumente vista em casos de úlcera gástrica e duodenal (úlcera péptica).

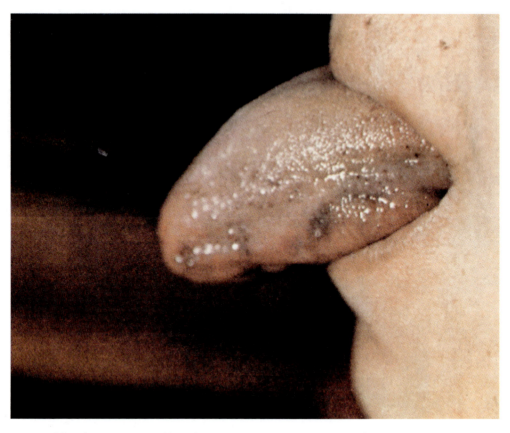

55. *Língua vermelho-clara com mancha hemorrágica coagula e revestimento branco e fino*

Aspecto lingual

- **Língua** – Vermelho-clara com tonalidade escura e com pontos negros e manchas hemorrágicas presentes nas bordas.
- **Saburra** – Branca, fina e escassa.

Principais etiopatogenias – Bloqueio dos canais energéticos (principais e colaterais) pela estase (coagulação) sangüínea, retenção e estagnação de Qi e de sangue no fígado e na vesícula biliar.

Diagnóstico – Estagnação de Qi no fígado com estase (coagulação) sangüínea.
Comumente vista em casos de doenças endócrinas, como doença de Addison e doenças do sistema hepatobiliar.

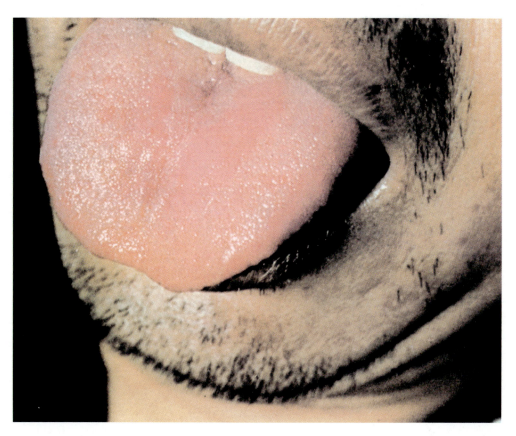

56. *Língua vermelho-clara com tom mais escuro e revestimento destacado*

Aspecto lingual

- **Língua** – Vermelho-clara com tonalidade escura.
- **Saburra** – Fina e branca, exceto na direção da raiz da língua onde tem cor amarela. Há algumas partes destacadas (desprendidas da língua) no centro da língua.

Principais etiopatogenias – Insuficiência de *Qi* e de sangue, acometimento (desgaste) de *Yin* por umidade-calor.

Diagnóstico – Deficiência de *Qi* e de *Yin*.
Comumente vista em casos de cardiopatias resultantes das doenças anêmicas, infarto agudo do miocárdio e doenças infecciosas, etc.

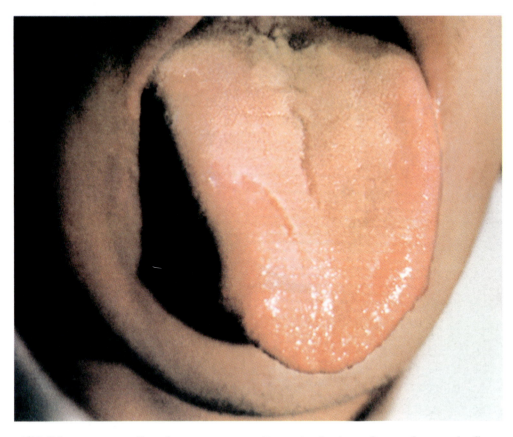

57. *Língua vermelho-clara com revestimento destacado em forma de flor (língua geográfica)*

Aspecto lingual

- **Língua** – Vermelho-clara.
- **Saburra** – Branca, fina, de aspecto sujo e úmida. Há partes destacadas em forma de flor (língua em mapa geográfico).

Principais etiopatogenias – Insuficiência de *Yin* e de sangue, deficiência de *Yin* com excesso (exacerbação) da umidade, acometimento do *Yin* por umidade-calor.

Diagnóstico – Deficiência do baço com insuficiência de *Yin* do estômago. Comumente vista em casos de avitaminose e gastrite atrófica.

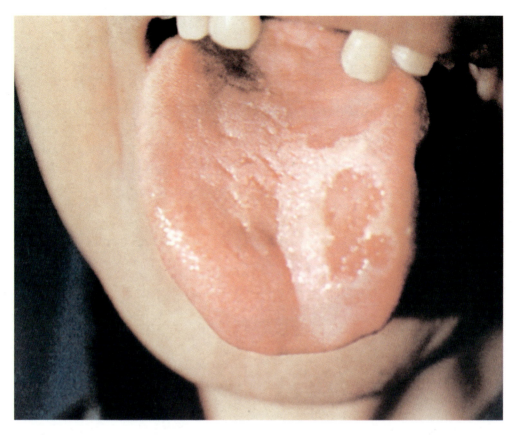

58. *Língua vermelho-clara com revestimento branco e pegajoso, com partes destacadas em forma de flor (língua geográfica)*

Aspecto lingual

- **Língua** – Vermelho-clara, cujo corpo da língua encontra-se desviado para a esquerda.
- **Saburra** – Branca, espessa e turva, destacada (desprendida da língua) em vários pontos.

Principais etiopatogenias – Insuficiência de *Yin* e de sangue, acometimento de *Qi* e de *Yin*, acometimento de *Yin* pela umidade-calor, bloqueio dos canais energéticos pela vento-mucosidade (catarro/fleuma).

Diagnóstico – Deficiência de *Qi* e de *Yin* do estômago, bloqueio dos canais energéticos pela mucosidade-umidade.

Comumente vista em casos de gastrite atrófica, doenças neurovasculares e cardiovasculares.

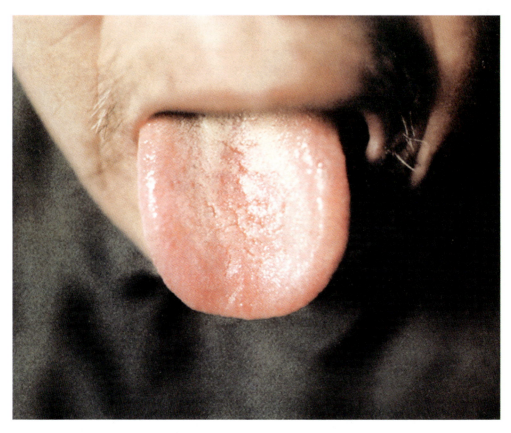

59. *Língua vermelho-clara com revestimento destacado*

Aspecto lingual

- **Língua** – Fina, de tamanho reduzido (magra) e de cor vermelho-clara.
- **Saburra** – Branca, escorregadia e turva. Tem-se a impressão de que a zona central da língua encontra-se destacada (desprendida), mas, observando-se atentamente, verifica-se a existência de uma nova granulação (neoformação).

Principais etiopatogenias – Deficiência de Qi e de Yin, descontinuidade da circulação de Qi e de sangue devido a doenças crônicas.

Diagnóstico – Depleção de Qi e de sangue, estagnação e persistência da umidade-turva.

Comumente vista em casos de úlcera péptica e hemorragia digestiva alta.

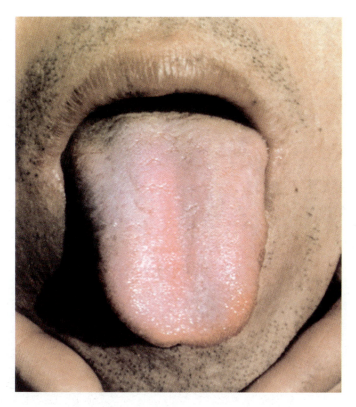

60. *Língua vermelho-clara com manchas arroxeadas e revestimento branco, pegajoso e destacado*

Aspecto lingual

- **Língua** – Vermelho-clara, mas com a extremidade (ponta da língua) discretamente mais vermelha; nas bordas e nas extremidades, há a presença de muitas manchas de cor arroxeada bastante próximas umas das outras.
- **Saburra** – Branca, turva e, na zona central, tem-se a impressão de uma faixa destacada, mas, observando-se atentamente, percebe-se a formação de uma nova granulação, que é denominada saburra destacada.

Principais etiopatogenias – Estagnação de *Qi* e estase (coagulação) sangüínea, intoxicação alcoólica, retenção da umidade-calor acompanhada de estase sangüínea, descontinuidade circulatória de *Qi* e de sangue resultante de doenças crônicas.

Diagnóstico – Intoxicação alcoólica, estagnação e bloqueio de calor-febril.
Comumente vista em casos de cirrose hepática alcoólica, ascite e doenças cardiorrespiratórias.

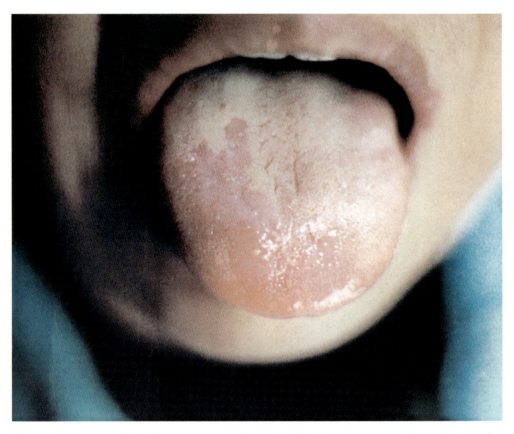

61. *Língua vermelho-clara com revestimento úmido, escorregadio e destacado*

Aspecto lingual

- **Língua** – Vermelho-clara e de tamanho aumentado.
- **Saburra** – Branca, de aspecto sujo e bastante úmida e escorregadia. A saburra do lado direito da língua encontra-se parcialmente destacada.

Principais etiopatogenias – Descontinuidade circulatória de *Qi* e de sangue resultante de doenças crônicas, estagnação de frio-umidade e de mucosidade (fleuma/catarro) – fluidos corpóreos (*Tan-In*).

Diagnóstico – Deficiência do baço com excesso (exacerbação) de umidade.
Comumente vista em casos de doenças do sistema digestivo, como gastrite crônica e desnutrição, etc.

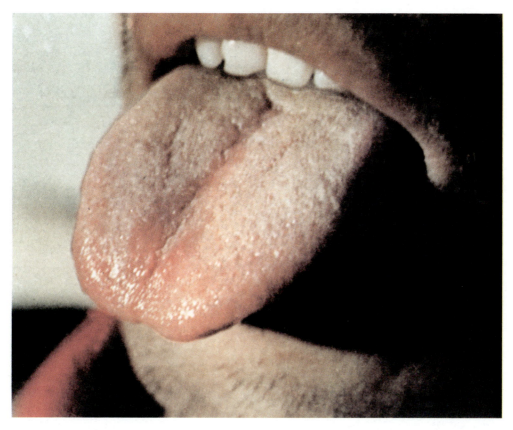

62. *Língua vermelho-clara com revestimento em forma de coração de galinha*

Aspecto lingual

- **Língua** – Vermelho-clara com fissuras verticais.
- **Saburra** – Branca, turva e úmida. Na extremidade (ponta) da língua, há pontos vermelhos e a parte central está destacada, apresentando um aspecto de coração de galinha.

Principais etiopatogenias – Insuficiência do *Qi* e do sangue, deficiência acentuada de *Yin* e de sangue.

Diagnóstico – Depleção de *Qi* e de sangue, disfunção do baço no controle da circulação sangüínea.

Comumente vista em casos de úlceras do trato digestivo e gastrite atrófica.

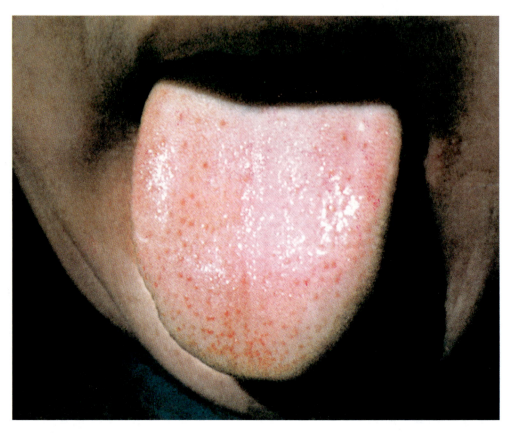

63. *Língua vermelho-clara com manchas roxas e pontos vermelhos com revestimento fino, branco e pegajoso*

Aspecto lingual

- **Língua** – Vermelha e de tamanho aumentado, apresentando uma mancha roxa que cobre uma grande área da língua e pontos vermelhos nas bordas e na extremidade (ponta) da língua.
- **Saburra** – Branca, turva e úmida.

Principais etiopatogenias – Invasão do sistema *Xue* (de sangue) pelo calor-febril, invasão do coração pelo calor nocivo, estagnação de umidade-calor no sistema *Xue*.

Diagnóstico – Retenção de umidade-calor no sangue associada à estase (coagulação) sangüínea.
Comumente vista em casos de febre reumática e infarto agudo do miocárdio, etc.

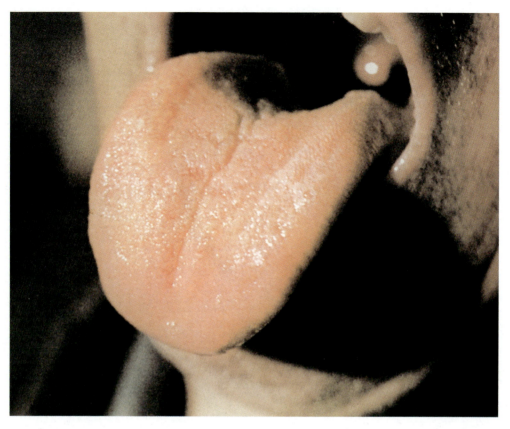

64. *Língua vermelho-clara com revestimento fino, branco e pegajoso*

Aspecto lingual

- **Língua** – Vermelho-clara com fissuras verticais.
- **Saburra** – Fina, branca e de aspecto sujo.

Principais etiopatogenias – Retenção de vento-frio e umidade perversa na parte superficial (externa) do corpo e aglutinação interna de mucosidade-umidade.

Diagnóstico – Deficiência do baço com excesso (exacerbação) da umidade.
Comumente vista em casos de doenças cardíacas em geral, bronquiolite e dispepsia, etc.

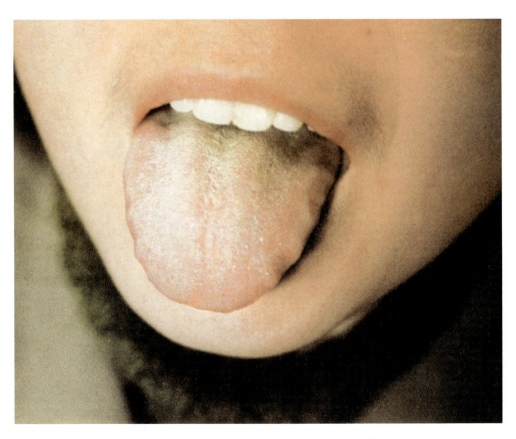

65. *Língua vermelho-clara com facetas (marcas) dentárias e revestimento fino, branco, pegajoso e escorregadio*

Aspecto lingual

- **Língua** – Vermelho-clara e com tonalidade escura, apresentando facetas (marcas) dentárias nas bordas.
- **Saburra** – Branca, de aspecto sujo, úmido e escorregadio, mas ainda possibilita a visualização do corpo da língua.

Principais etiopatogenias – Deficiência do baço com excesso (exacerbação) da umidade, estase sangüínea resultante de deficiência do *Qi* e da umidade estagnada.

Diagnóstico – Perturbação do segmento superior do corpo resultante da ascensão (subida) do *Yang* perverso, estase sangüínea.

Comumente vista em casos de doenças do sistema digestivo e doenças alérgicas, como dermatite alérgica.

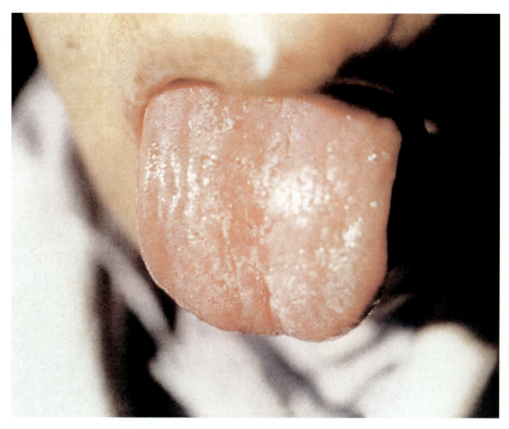

66. *Língua vermelho-clara com revestimento fino, branco e escorregadio*

ASPECTO LINGUAL

- **Língua** – De cor vermelho-clara, mole, viçosa (tenra) e brilhante.
- **Saburra** – Extremamente fina, úmida e escorregadia, como se a língua tivesse sido recoberta por uma fina camada de papa de arroz.

Principais etiopatogenias – Retenção de frio-umidade resultante da agressão pelos fatores patogênicos exógenos, ascensão (subida) dos fluidos corpóreos-*Qi* (*Sue-Qi*) ao segmento superior do corpo, pseudofrio no baço e no estômago, ascensão (subida) de pseudo-*Yang* à superfície do segmento superior do corpo.

Diagnóstico – Deficiência de *Yang* do baço e dos rins, estagnação dos fluidos corpóreos e estase (coagulação) sangüínea.
Comumente vista em casos de bronquiolite crônica, enfisema pulmonar e doenças cardiorrespiratórias, etc.

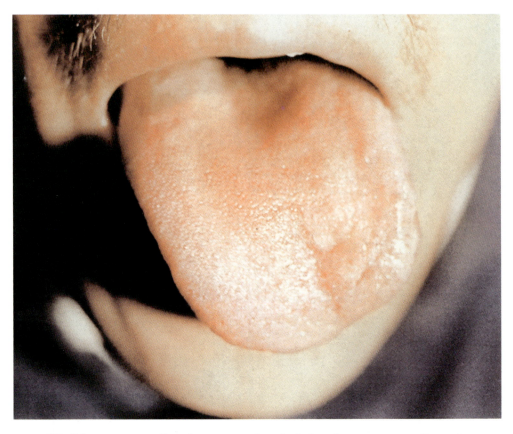

67. *Língua vermelho-clara com desvio lateral e com revestimento fino e branco*

Aspecto lingual

- **Língua** – Vermelho-clara e com desvio para o lado esquerdo.
- **Saburra** – De cor branca e fina, sendo úmida e escorregadia na extremidade (ponta) da língua.

Principais etiopatogenias – Retenção de frio-umidade resultante da agressão pelos fatores patogênicos exógenos, ascensão (subida) dos fluidos corpóreos-*Qi* (*Sue-Qi*) ao segmento superior do corpo, acometimento dos canais energéticos (*Tin-Luo*) pelo "golpe" de vento.

Diagnóstico – Insuficiência de *Yin* do coração, movimento do vento interno gerado pelo *Jueying* (final de *Yin*).

Comumente vista em casos de doenças neurovasculares, do sistema nervoso e paralisia do nervo sublingual, etc.

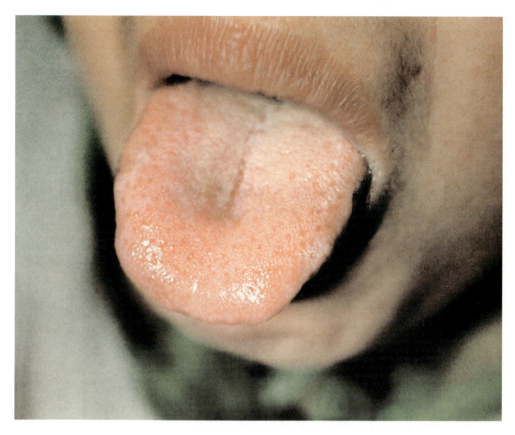

68. *Língua vermelho-clara com pontos vermelhos e revestimento fino, branco, úmido e escorregadio*

Aspecto lingual

- **Língua** – Vermelho-clara, com grande número de pontos protuberantes de cor vermelha nas bordas e na extremidade (ponta) da língua.
- **Saburra** – Fina e branca e, no centro, apresenta-se turva e escorregadia.

Principais etiopatogenias – Invasão do fator febril-calor no sistema *Xue* (de sangue), invasão do coração pelo calor nocivo, retenção de umidade-calor no sistema *Xue*, estagnação de frio-umidade e de mucosidade-fluidos corpóreos (*Tan-In*) que se convertem em calor.

Diagnóstico – Retenção de umidade-calor no sistema *Xue* (sangue). Comumente vista em casos de síndrome infecciosa de etiologia virótica.

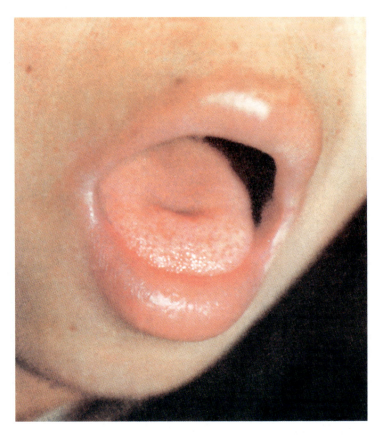

69. *Língua vermelho-clara, atrofiada e mole com revestimento fino, branco e escorregadio*

Aspecto lingual

- **Língua** – Vermelho-clara, com pontos vermelhos. Atônica e mole, sem capacidade de se projetar para fora da boca. O lábio superior encontra-se edemaciado e o *filtrum* está ausente. Há eversão dos lábios.
- **Saburra** – Fina, branca, úmida e escorregadia.

Principais etiopatogenias – Depleção de *Qi* e de sangue do baço e também do coração, esgotamento de *Qi* do baço e do estômago.

Diagnóstico – Debilidade de *Yang* do baço e dos rins, ascensão (subida) do pseudo-*Yang* ao segmento superior do corpo.

Comumente vista em casos de insuficiências cardíacas severas e doenças neurovasculares.

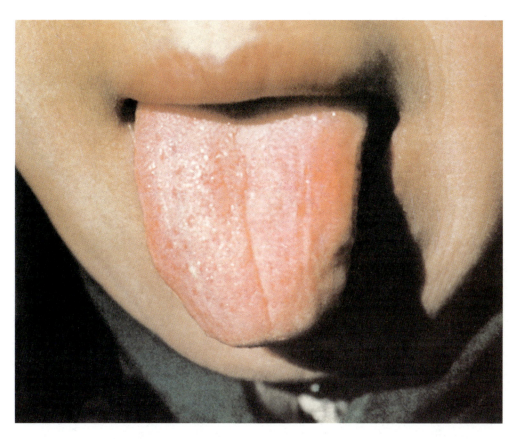

70. *Língua vermelho-clara com pontos vermelhos e revestimento fino, branco e pegajoso*

Aspecto lingual

- **Língua** – Vermelho-clara com pontos vermelhos.
- **Saburra** – Branca, de aspecto sujo, ligeiramente espessa. O grau de umedecimento é normal.

Principais etiopatogenias – Invasão do sistema *Xue* (de sangue) pela umidade-calor, invasão do coração pelo calor nocivo, presença de umidade-calor no fígado e na vesícula biliar.

Diagnóstico – Presença de umidade-calor no fígado e na vesícula biliar.
Comumente vista em casos de infecções dos ductos biliares e colangite crônica, etc.

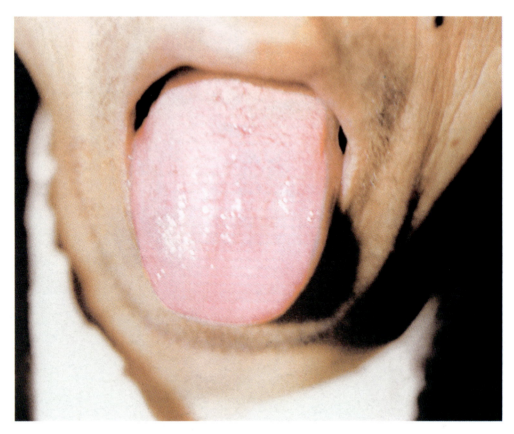

71. *Língua vermelho-clara com revestimento branco, escorregadio e pegajoso*

Aspecto lingual

- **Língua** – Vermelho-clara, mole, viçosa e brilhante.
- **Saburra** – Branca, de aspecto sujo, escorregadio e brilhante, como se tivesse sido passada uma camada de papa de arroz. Na parte central e na raiz da língua, a saburra é espessa e suja, apresentando fissuras.

Principais etiopatogenias – Presença de frio-umidade resultante da agressão pelos fatores patogênicos exógenos, ascensão (subida) dos fluidos corpóreos-*Qi* ao segmento superior do corpo, estagnação de frio-umidade e de mucosidade-fluidos corpóreos.

Diagnóstico – Estagnação de mucosidade-fluidos corpóreos, bloqueio e estagnação do *Qi* e do sangue.
Comumente vista em casos de bronquite crônica, infarto enteromesentérico, etc.

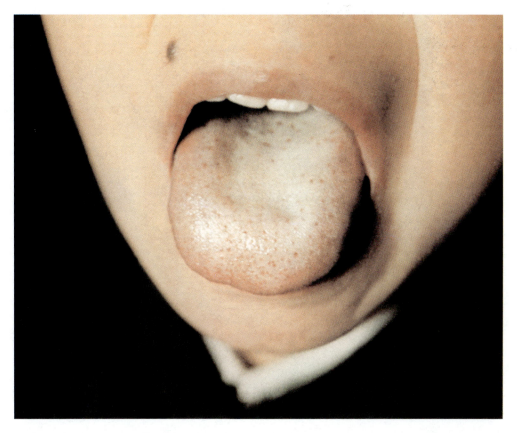

72. *Língua vermelho-clara e de tonalidade escura apresentando pontos negros, com revestimento branco e pegajoso*

Aspecto lingual

- **Língua** – Vermelho-clara de tonalidade escura e com pontos vermelhos (e também negros) espalhados por toda a superfície. O corpo da língua apresenta-se discretamente aumentado.
- **Saburra** – Branca, espessa e de aspecto sujo.

Principais etiopatogenias – Deficiência do baço com retenção da umidade e estase sangüínea, estagnação de umidade-calor no sistema *Xue* (de sangue).

Diagnóstico – Estagnação do *Qi* do fígado e estase sangüínea.
Comumente vista em casos de disfunção endócrina ginecológica e síndrome depressiva.

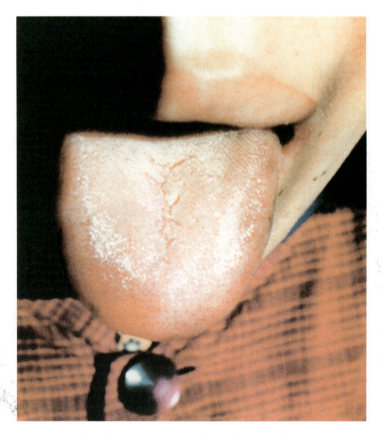

73. *Língua vermelho-clara com manchas hemorrágicas e revestimento branco, espesso e pegajoso*

Aspecto lingual

- **Língua** – Vermelho-clara de tamanho aumentado, mole e viçosa. Nas bordas da língua há manchas e pontos hemorrágicos.
- **Fissura** – Branca, espessa, úmida e de aspecto sujo.

Principais etiopatogenias – Deficiência do baço com retenção da umidade e estase sangüínea, deficiência de *Yang* com estagnação dos fluidos corpóreos.

Diagnóstico – Depleção do *Qi* e do sangue com estase (coagulação) sangüínea. Comumente vista em casos de doenças cardíacas orgânicas e insuficiência cardíaca.

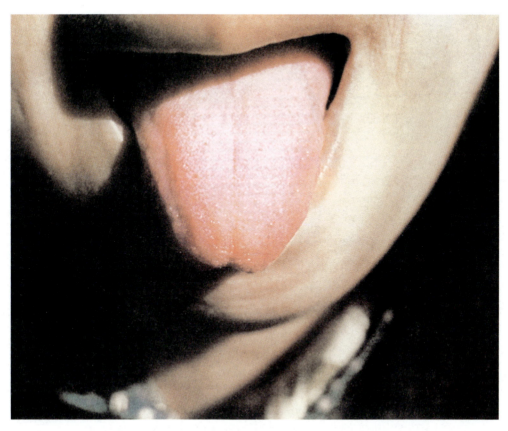

74. *Língua vermelho-clara com revestimento branco, pegajoso e seco*

Aspecto lingual

- **Língua** – Vermelho-clara.
- **Saburra** – Branca, de aspecto sujo e seco, sendo ligeiramente espessa.

Principais etiopatogenias – Acometimento de essências corpóreas com retenção de umidade excesso, (exacerbação) de umidade com retenção de calor.

Diagnóstico – Deficiência do baço e retenção de umidade acompanhada de acometimento de essências corpóreas.

Este exemplo representa o mesmo paciente da Figura 33 com anemias sucessivas causadas por hemorragia uterina de caráter funcional. Todavia, o presente paciente já apresenta melhora do quadro clínico devido ao tratamento, inclusive a hemorragia foi controlada e uma coloração avermelhada retorna à língua sendo bastante diferente da cor escura apresentada na Figura 53. Este exemplo indica recuperação da vitalidade do baço e do estômago, mas sem a completa eliminação da umidade perversa, e também o *Qi* e as essências não estão distribuídas adequadamente pelo organismo.

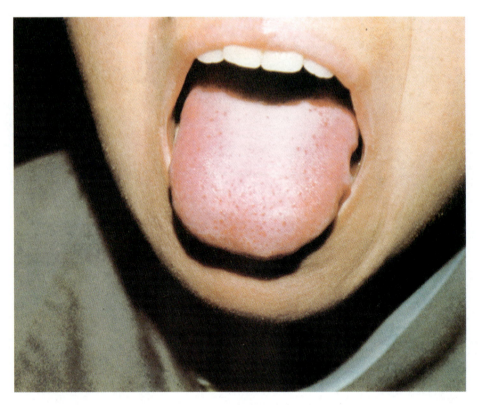

75. *Língua vermelho-clara com manchas hemorrágicas e pontos negros; revestimento branco e ligeiramente úmido e espesso*

Aspecto lingual

- **Língua** – Vermelho-clara e com facetas dentárias. Ao centro, há presença de uma mancha hemorrágica arroxeada com pontos vermelhos e negros.
- **Saburra** – Branca, de aspecto sujo, ligeiramente espessa e relativamente úmida.

Principais etiopatogenias – Deficiência do baço acompanhada de retenção de umidade e estase sangüínea, retenção de umidade-calor no sistema *Xue* (de sangue), frio-umidade no aquecedor médio, interiorização (invasão) de fator perverso no plano entre o meio interno do organismo.

Diagnóstico – Deficiência do baço com estagnação de *Qi* do fígado e estase sangüínea.

Este exemplo é o mesmo paciente da Figura 72 com diagnóstico de síndrome depressiva; após tratamento, apresentou melhora do quadro de estagnação do *Qi* e da estase sangüínea. A língua recuperou a tonalidade mais "viva" (vermelha), dando novo quadro de deficiência do baço com calor interno moderado.

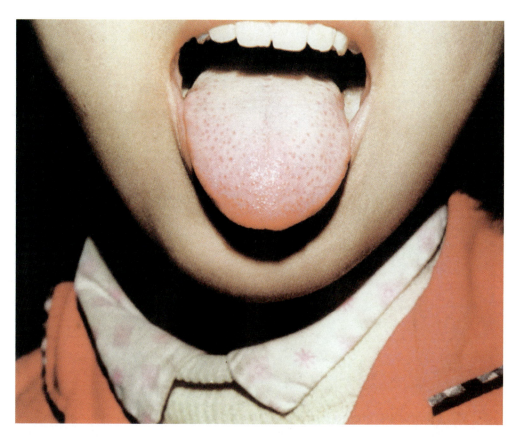

76. *Língua vermelho-clara com extremidade (ponta) vermelha e apresentando pontos vermelho-escuros; revestimento branco, ressecado e pegajoso*

Aspecto lingual

- **Língua** – Vermelho-clara, magra e fina; sua extremidade (ponta) é vermelha e há pontos vermelhos protuberantes em toda a sua superfície.
- **Saburra** – Branca, de aspecto sujo e ressecado.

Principais etiopatogenias – Deficiência de *Qi* e de sangue, deficiência de *Yin* com exacerbação (hiperatividade) do fogo. Retenção de umidade-calor no sistema *Xue* (de sangue), invasão do coração pelo calor nocivo, invasão do sistema *Xue* pela umidade-calor, retenção de umidade com acometimento de essências corpóreas.

Diagnóstico – Umidade-calor no sistema *Xue*.
Comumente vista em casos de infecções epidêmicas de caráter agudo, como hepatite e parotidite, etc.

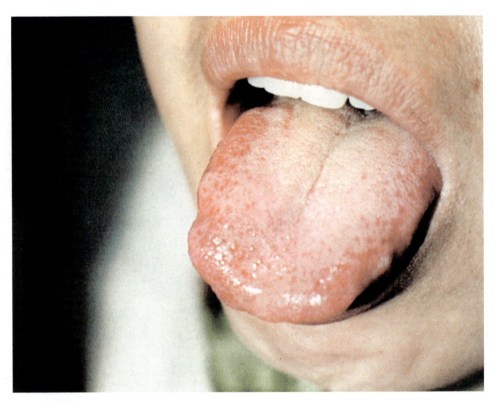

77. *Língua vermelho-clara com pontos vermelhos e revestimento branco e pegajoso*

Aspecto lingual

- **Língua** – Vermelho-clara apresentando muitos pontos vermelhos em suas bordas, e também facetas dentárias (marcas de dente com aspecto de roda dentada).
- **Saburra** – Branca, de aspecto sujo e ligeiramente espessa.

Principais etiopatogenias – Invasão do sangue pela umidade-calor, invasão do coração pelo calor nocivo, retenção de umidade-calor no sistema *Xue*. Estagnação e retenção de frio-umidade e de mucosidade-fluidos corpóreos (*Tan-In*) que estão se convertendo em calor.

Diagnóstico – Deficiência de *Qi* com estase (coagulação) sangüínea.

Este exemplo representa o mesmo paciente da Figura 68 com quadro febril a esclarecer. Embora tenha havido regressão do quadro febril após o tratamento, há manifestação dos sintomas de deficiência de *Qi* devido à lesão (acometimento) da energia defensiva pelo calor, gerando uma coloração vermelho-clara na língua. Apesar dos pontos vermelhos terem desaparecido, houve um aumento na quantidade de saburra.

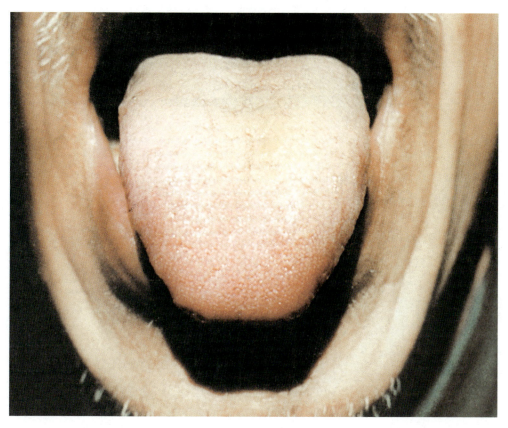

78. *Língua vermelho-clara e envelhecida, com revestimento branco, espesso e pegajoso*

Aspecto lingual

- **Língua** – Vermelho-clara, de tonalidade escura, envelhecida e enrugada.
- **Saburra** – Branca, espessa, de aspecto sujo e ligeiramente amarelada.

Principais etiopatogenias – Retenção de umidade-turva e estagnação alimentar. Bloqueio e retenção de mucosidade-umidade, circulação lenta de *Qi* e de sangue.

Diagnóstico – Retenção de umidade-calor no fígado e na vesícula biliar.
Comumente vista em casos de surto epidêmico de hepatite e gastrenterite aguda, etc.

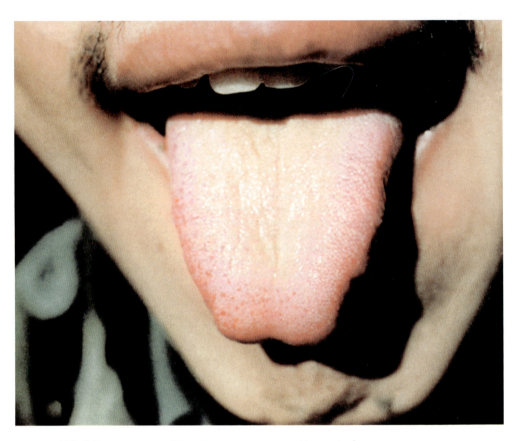

79. *Língua vermelho-clara com revestimento branco, espesso, ressecado e pegajoso*

Aspecto lingual

- **Língua** – Vermelho-clara e com pontos vermelhos em sua extremidade (ponta da língua).
- **Saburra** – Branca, de aspecto sujo; ressecada e amarelada.

Principais etiopatogenias – Retenção de umidade com acometimento de essências corpóreas, excesso (abundância) de umidade acompanhada de retenção de calor.

Diagnóstico – Manifestação recente de umidade-fator febril, que se converte em calor para, em seguida, penetrar no organismo.
Comumente vista em casos de surto epidêmico de resfriado comum (gripes) e de doenças infectocontagiosas agudas.

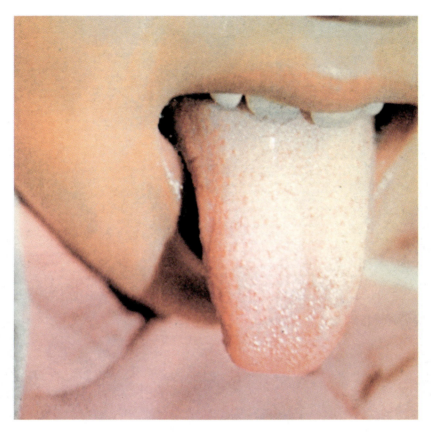

80. *Língua vermelho-clara e espinhosa com revestimento branco, pegajoso e ressecado*

Aspecto lingual

- **Língua** – Vermelho-clara apresentando protuberâncias em forma de espinhas em ambas as bordas, que espetam o dedo ao serem tocadas.
- **Saburra** – Branca e de aspecto sujo e ressecado, sendo mais espessa no centro da língua.

Principais etiopatogenias – Excesso (abundância) de umidade com estagnação de calor, retenção de umidade com acometimento de essências corpóreas, fator perverso gerado pela associação dos sistemas *Yong* (de nutrição) e *Xue* (de sangue).

Diagnóstico – Estagnação interna de umidade nociva no sistema *Yong* e *Xue*, presença de vento-frio e fator perverso superficial.
Comumente vista em casos de doenças infecciosas de origem virótica, como herpes-zóster, etc.

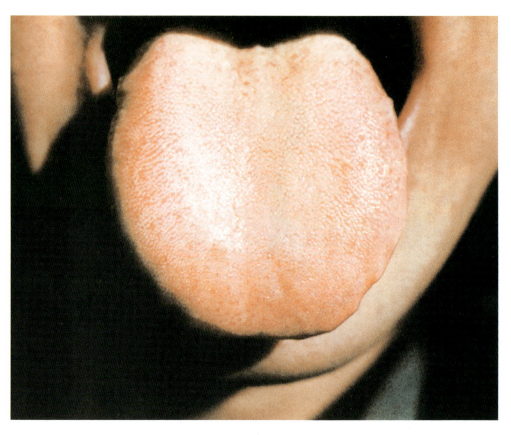

81. *Língua vermelho-clara e de tamanho bastante aumentado com revestimento branco granulado*

Aspecto lingual

- **Língua** – Vermelho-clara e de tamanho bastante aumentado.
- **Saburra** – Fina e branca, com granulação áspera, esparsa e ressecada, com aspecto semelhante a grãos de areia.

Principais etiopatogenias – Acometimento de *Qi* pelo calor de verão, acometimento das essências corpóreas pelo calor intensamente exacerbado, acometimento de *Qi* e de *Yin*.

Diagnóstico – Deficiência do baço com excesso (abundância) de umidade que se transforma em secura.
Comumente vista em casos de hepatite crônica, insolação e doenças infecciosas, etc.

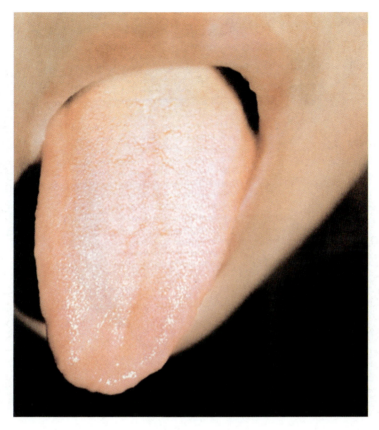

82. *Língua vermelho-clara, magra e fina com revestimento branco granulado*

Aspecto lingual

- **Língua** – Vermelho-clara, magra e fina.
- **Saburra** – Branca, ressecada e apresentando fissuras com granulação espessa e áspera.

Principais etiopatogenias – Deficiência de *Yin* com exacerbação (hiperatividade) de fogo, acometimento de *Qi* pelo calor de verão, acometimento das essências corpóreas pelo calor intensamente exacerbado.

Diagnóstico – Retenção de mucosidade-calor no pulmão.
Comumente vista em casos de doenças infecciosas de origem virótica, como pneumonia viral (adenovírus).

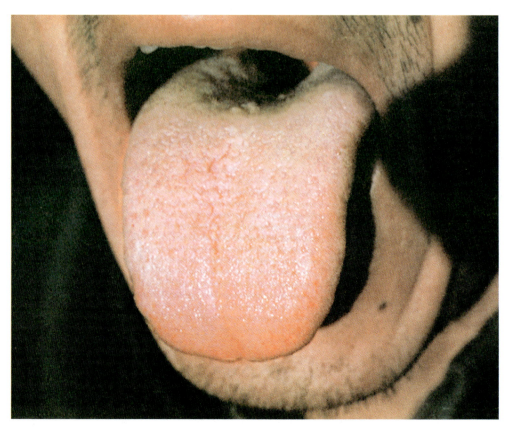

83. *Língua vermelho-clara com revestimento branco-acinzentado, espesso e pegajoso*

Aspecto lingual

- **Língua** – Vermelho-clara, apresentando facetas dentárias em suas bordas.
- **Saburra** – Branca, espessa e de aspecto sujo.

Principais etiopatogenias – Estagnação alimentar ou de umidade-turva.

Diagnóstico – Inatividade de *Yang* do aquecedor médio, estagnação e retenção de umidade-turva.
Comumente vista em casos de úlceras duodenais e diarréias crônicas.

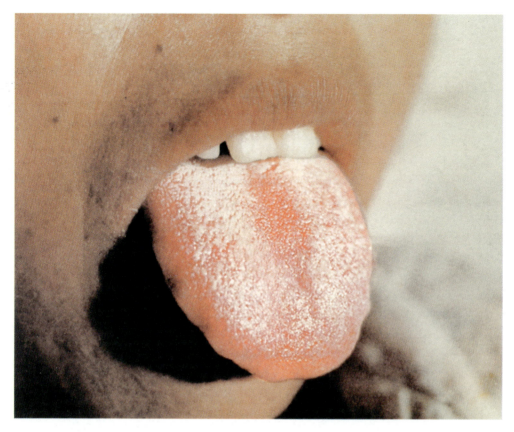

84. *Língua vermelho-clara com revestimento dando aspecto de flocos de neve*

Aspecto lingual

- **Língua** – Vermelho-clara e apresentando facetas dentárias em suas bordas.
- **Saburra** – Extremamente branca e, embora apresente quantidade reduzida de *Jin-Yê* (essências-fluidos corpóreos), é bastante brilhante e com aspecto de flocos de neve espalhados. No centro se apresenta mais fina.

Principais etiopatogenias – Debilidade de *Yang* do baço, bloqueio e estagnação de frio-umidade, bloqueio da ascensão (subida) das essências corpóreas ao segmento superior do corpo.

Diagnóstico – Inatividade de *Yang* do aquecedor médio, bloqueio do *Qi* sistêmico pela umidade.
Comumente vista em casos de doenças do sistema digestivo e abdome-agudo.

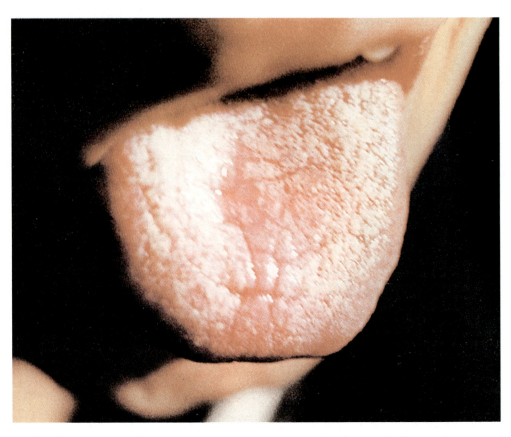

85. *Língua vermelho-clara e revestimento com aspecto de flocos de neve*

Aspecto lingual

- **Língua** – Vermelho-clara e de tamanho aumentado, apresentando pequenas fissuras.
- **Saburra** – Extremamente branca, de textura fina e ressecada, com escassez no centro. Apresenta quantidade reduzida de líquido, é brilhante, como se flocos de neve tivessem se acumulado.

Principais etiopatogenias – Debilidade de *Yang* do baço, estase e retenção de frio-umidade.

Diagnóstico – Debilidade de *Yang* do coração e dos rins, bloqueio de mucosidade-turva no pulmão.

Comumente vista em casos de doenças cardíacas em geral, como insuficiência cardíaca e doenças neoplásticas.

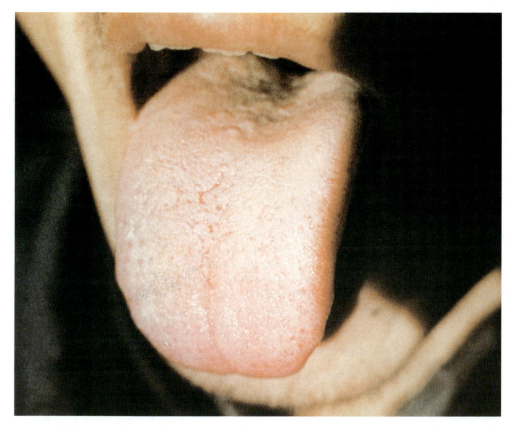

86. *Língua vermelho-clara com revestimento branco em forma de pó*

Aspecto lingual

- **Língua** – Vermelho-clara.
- **Saburra** – Branca, espessa e de aspecto sujo, que cobre toda a superfície da língua, apresentando granulação esparsa como se um pó branco tivesse sido espalhado sobre a língua; ao tocá-la percebe-se que é densa e não está ressecada.

Principais etiopatogenias – Exteriorização do calor perverso para os canais, exacerbação (abundância) interna de fator perverso nocivo, estagnação de calor no triplo aquecedor.

Diagnóstico – Estagnação de umidade-calor no triplo aquecedor.
Este exemplo representa o mesmo paciente da Figura 83, portador de úlcera duodenal e que apresentava febre com gripe de origem virótica. Em conseqüência da utilização de fórmulas para eliminação de calor, houve estagnação de umidade-calor no triplo aquecedor.

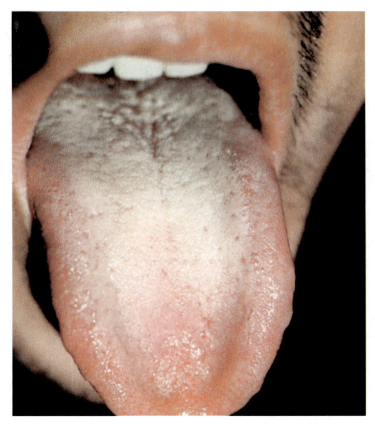

87. *Língua vermelho-clara com revestimento branco e pegajoso na metade posterior*

Aspecto lingual

- **Língua** – Vermelho-clara sendo mais vermelha nas bordas e na extremidade (ponta da língua), apresentando também pontos vermelhos.
- **Saburra** – Na raiz da língua, a saburra apresenta-se branca, espessa e de aspecto sujo. Na parte anterior da língua, a quantidade de saburra é reduzida.

Principais etipatogenias – Estagnação de umidade no aquecedor inferior, presença intrínseca (constitucional) com retenção de mucosidade-fluidos corpóreos (*Tan-In*). Frio-umidade no aquecedor inferior, ascensão (subida) de pseudo-*Yang* à superfície do segmento superior do corpo.

Diagnóstico – Descensão (descida) de umidade-calor ao aquecedor inferior.
Comumente vista em casos de infecções geniturinárias, nefrite crônica e colite, etc.

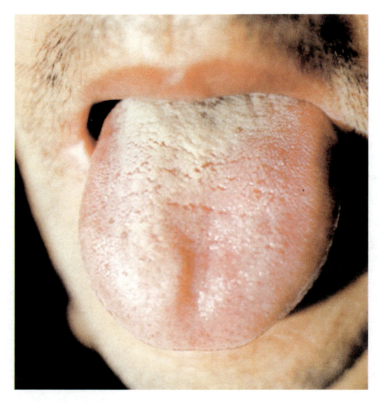

88. *Língua vermelho-clara com revestimento branco pegajoso na metade direita*

Aspecto lingual

- **Língua** – Tamanho aumentado, mole e viçosa, com coloração vermelho-clara e tonalidade escura, apresentando pontos vermelhos nas bordas e na extremidade (ponta).
- **Saburra** – Do lado direito da língua a saburra é branca e de aspecto sujo, enquanto a da esquerda é também branca, mas fina. A saburra na parte da raiz da língua é amarelada, espessa, e de aspecto sujo.

Principais etiopatogenias – Invasão de fator perverso no plano entre as partes externa e interna do organismo, estagnação energética dos órgãos *Zan* (maciço), deficiência de *Qi* com estase (coagulação) sangüínea e retenção de umidade.

Diagnóstico – Estagnação de calor no fígado e na vesícula biliar, perda do controle da circulação sangüínea pelo baço.

Comumente vista em casos de neoplasia na região cárdica, hemorragia digestiva alta e anemia hemorrágica, etc.

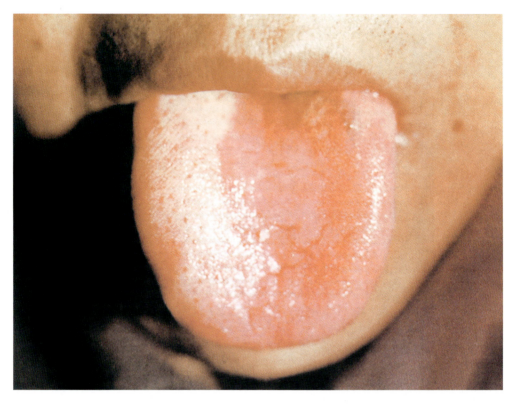

89. *Língua vermelho-clara com revestimento branco e escorregadio em um dos lados*

Aspecto lingual

- **Língua** – Vermelho-clara e viçosa (é macia e úmida, com aumento discreto no seu tamanho).
- **Saburra** – No lado esquerdo da língua, encontra-se pequena quantidade de saburra, enquanto a parte central é lisa (escorregadia) e brilhante, sem a presença de saburra. No lado direito da língua, há uma faixa da saburra branca, escorregadia e de aspecto sujo, apresentando pontos vermelhos no centro.

Principais etiopatogenias – Invasão de fator perverso no plano entre as partes externa e interna do organismo, acometimento do sistema *Yong* (de nutrição) e de *Yin* pela umidade-calor, acometimento de *Yin* do estômago pela presença de umidade-calor no fígado e na vesícula biliar.

Diagnóstico – Estagnação de umidade no fígado e na vesícula biliar, que se convertem em calor acometendo *Yin*.

Comumente vista em casos de câncer da cabeça do pâncreas (fase tardia), icterícia obstrutiva e ascite, etc.

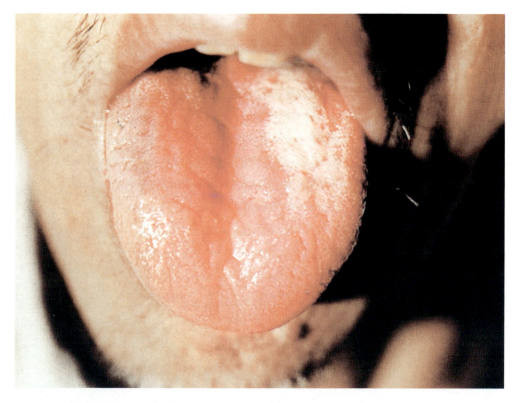

90. *Língua vermelho-clara com revestimento branco e pegajoso em uma das laterais*

Aspecto lingual

- **Língua** – Vermelho-clara e viçosa (é macia e úmida, com aumento discreto no seu tamanho).
- **Saburra** – No lado esquerdo da língua, há a presença de uma faixa de saburra branca e de aspecto sujo. A saburra das bordas está destacada (desprendida), e no restante há uma quantidade reduzida de saburra fina, de cor branca e levemente ressecada.

Principais etiopatogenias – Invasão de fator perverso no plano entre as partes externa e interna do organismo com patologias do fígado e da vesícula biliar, estagnação energética dos órgãos *Zan* (maciço), umidade-turva se transforma em calor acometendo *Yin*.

Diagnóstico – Deficiência de *Yin* do fígado e dos rins, perturbação do segmento superior do corpo resultante da ascensão (subida) do fogo do fígado, retenção com persistência da umidade-turva no organismo.

Comumente vista em casos de hipertensão arterial, cardiopatias resultantes de doenças anêmicas, infarto miocárdico antigo e úlceras duodenais.

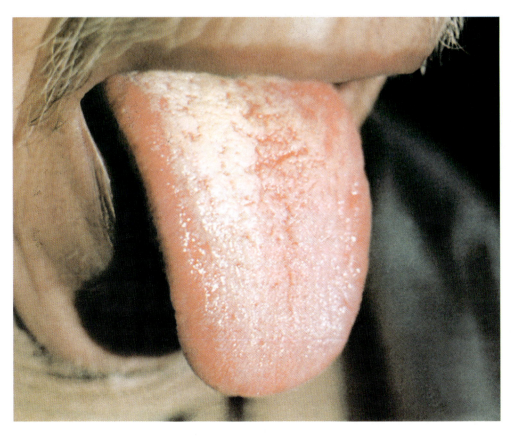

91. *Língua vermelho-clara com revestimento branco e deteriorado em uma das laterais*

Aspecto lingual

- **Língua** – Vermelho-clara e envelhecida.
- **Saburra** – No lado direito da língua, há a presença de uma faixa de saburra branca e seca com aspecto de queijo de soja macerado, que é espessa e pouco densa. Nas demais partes da língua, há uma saburra fina, branca e escorregadia.

Principais etiopatogenias – Invasão (interiorização) de fator perverso no plano entre as partes externa e interna do organismo com patologias do fígado e da vesícula biliar, regressão (involução) da doença perversa.

Diagnóstico – Umidade-turva esvaindo permanência (persistência) de calor perverso remanescente do interior do organismo.
    Comumente vista em casos de doenças do sistema digestivo, como gastrenterite aguda e hepatite, etc.

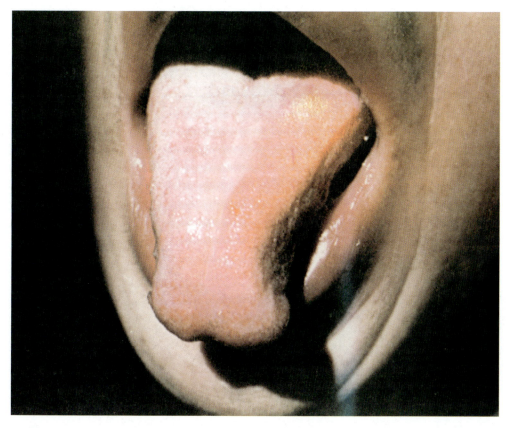

92. *Língua vermelho-clara com revestimento branco e escorregadio em uma das laterais*

Aspecto lingual

- **Língua** – Vermelho-clara.
- **Saburra** – Há presença de uma faixa de saburra, de aspecto sujo e escorregadio no lado direito da língua, enquanto, no lado esquerdo, a saburra é fina e branca.

Principais etiopatogenias – Invasão de fator perverso no plano entre as partes externa e interna do organismo com patologias do fígado e da vesícula biliar.

Diagnóstico – Agressão pelos fatores perversos exógenos com invasão de fator perverso no meridiano (canal) *Shaoyan*.
Comumente vista em casos de infecção de vias aéreas superiores e doenças dos sistema hepatobiliar.

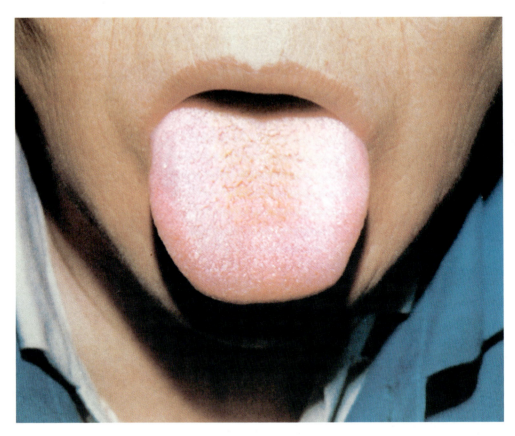

93. *Língua vermelho-clara com revestimento branco, deteriorado e amarelo no centro*

Aspecto lingual

- **Língua** – Vermelho-clara com tonalidade roxa.
- **Saburra** – Branca com aspecto de queijo de soja macerado, apresentando-se amarela mais no centro da língua.

Principais etiopatogenias – Agressão pelo fator patogênico exógeno com invasão (interiorização) da síndrome exterior ao meio interno do organismo, estagnação de calor no estômago e nos intestinos, doenças perversas complexas com retenção da mucosidade-alimento, que se transforma em calor por retenção prolongada.

Diagnóstico – Presença de frio-umidade resultante da agressão pelos fatores patogênicos exógenos, invasão dos canais *Yangming* pelo fator perverso.
Comumente vista em casos de infecção de vias aéreas superiores e do sistema digestivo.

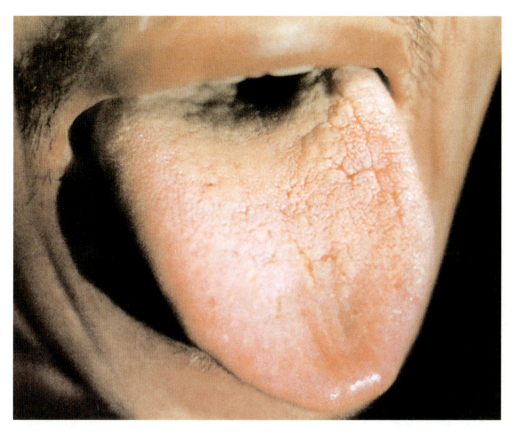

94. *Língua vermelho-clara com revestimento branco e pegajoso, cinza na raiz da língua*

Aspecto lingual

- **Língua** – Vermelho-clara.
- **Saburra** – Branca, de aspecto sujo e úmida. Na extremidade (ponta) da língua, a quantidade de saburra é reduzida, enquanto, na raiz da língua, a saburra é acinzentada e de aspecto sujo.

Principais etiopatogenias – Frio-umidade no aquecedor inferior, pseudofrio no aquecedor inferior.

Diagnóstico – Insuficiência de *Yang* dos rins, ascensão de fluidos corpóreos-*Qi* (*Sue-Qi*) à superfície externa do segmento superior do corpo.
Comumente visto em casos de infarto agudo do miocárdio e insuficiência renal crônica, etc.

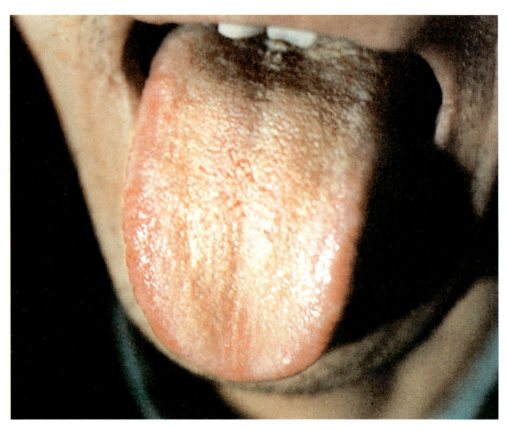

95. *Língua vermelho-clara com as laterais mais escuras e revestimento fino, branco e com duas faixas amareladas*

Aspecto lingual

- **Língua** – Vermelho-clara.
- **Saburra** – Branca, e pouco espessa, apresentando nas laterais duas faixas de saburra amarelo-clara.

Principais etiopatogenias – Interiorização (invasão) do fator perverso superficial no organismo, retenção e persistência residual dos fatores perversos externos na parte externa (superficial) do organismo, estagnação de calor no estômago e nos intestinos, bloqueio dos canais energéticos pela mucosidade-umidade.

Diagnóstico – Inatividade de *Yang* do aquecedor médio, retenção de umidade no fígado e na vesícula biliar.

Comumente vista em casos de litíase biliar e colangite crônica.

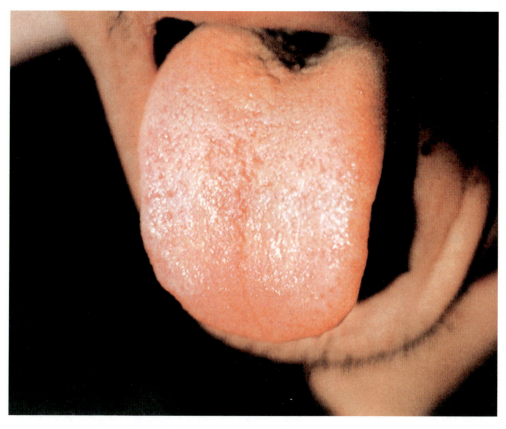

96. *Língua vermelho-clara com revestimento branco, pegajoso e amarelo claro*

Aspecto lingual

- **Língua** – Vermelho-clara.
- **Saburra** – Branca, espessa e de aspecto sujo, com tom levemente amarelado e aparentemente ressecada.

Principais etiopatogenias – Estagnação e retenção dos fluidos corpóreos-alimento ou umidade-turva, estagnação de calor com excesso (abundância) de umidade.

Diagnóstico – Umidade-turva esvaindo, permanência (persistência) de calor perverso remanescente no organismo.

Este exemplo representa o mesmo paciente das Figuras 83 e 86, que, devido ao tratamento, apresenta uma redução da umidade-calor, mas ainda com permanência de fator perverso remanescente.

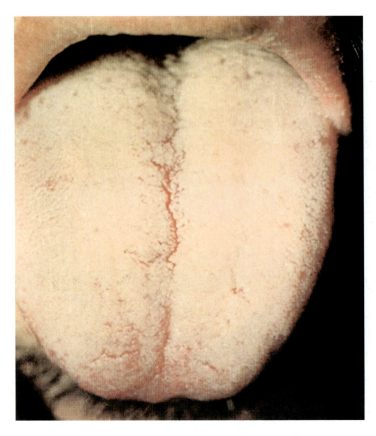

97. *Língua vermelho-clara com revestimento branco, levemente amarelado e com aspecto de pó acumulado*

Aspecto lingual

- **Língua** – Vermelho-clara com tamanho discretamente aumentado.
- **Saburra** – Branca, levemente amarelada, espessa, e de aspecto sujo que cobre toda a superfície da língua, como se uma camada de pó tivesse sido derramada sobre a língua.

Principais etiopatogenias – Hiperatividade interna de fator nocivo epidêmico, abcessos intra-abdominais (intraperitoneal, retroperitoneal e visceral), retenção de calor no triplo aquecedor, exteriorização (superficialização) do calor perverso para os canais.

Diagnóstico – Abscessos intestinais, bloqueio e estagnação do *Qi* e do sangue devido à umidade-calor.

Comumente vista em casos de apendicite aguda e outras doenças infecciosas.

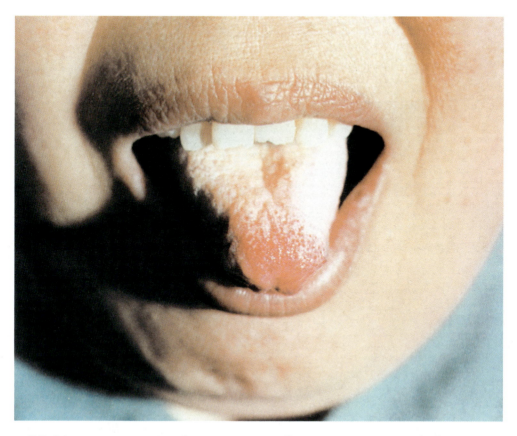

98. *Língua apresentando pontos vermelhos em sua extremidade e com revestimento branco, ligeiramente amarelado e pegajoso*

Aspecto lingual

- **Língua** – Vermelho-clara com a extremidade (ponta) vermelha e apresentando pontos vermelhos.
- **Saburra** – Branca, ligeiramente amarelada e de aspecto sujo que reveste toda a superfície da língua.

Principais etiopatogenias – Retenção de umidade-calor no sistema *Xue*, invasão do coração pelo calor nocivo, ascensão (subida) de fogo do coração ao segmento superior do corpo, persistência da síndrome exterior, presença de calor no sistema *Yong* (de nutrição), presença de calor no pulmão e no estômago.

Diagnóstico – Presença de calor no estômago e de fogo no coração.
Comumente vista em casos de síndromes neurológicas, doenças neurovasculares e do sistema digestivo, etc.

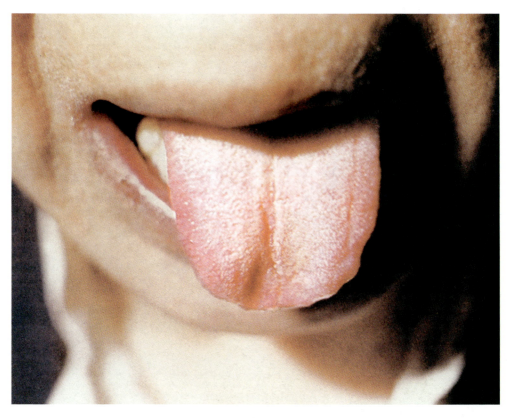

99. *Língua vermelho-clara com revestimento branco na raiz e amarelado na ponta da língua*

Aspecto lingual

- **Língua** – Vermelho-clara, magra e fina.
- **Saburra** – Branca e fina que se distribui por toda a superfície da língua. Na parte anterior da língua, a saburra possui uma coloração levemente amarelada.

Principais etiopatogenias – Estagnação de calor no aquecedor superior, presença de vento-calor na parte superficial (exterior) do corpo, vento-frio que se converte em calor, transmissão por continuidade das doenças dos órgãos *Fu* dos canais *Yangming* (intestino grosso/estômago) provenientes dos canais *Shao Yang* (triplo aquecedor/vesícula biliar).

Diagnóstico – Retenção de mucosidade-calor no pulmão, permanência de fator perverso remanescente no interior do organismo, acometimento da energia de resistência (energia verdadeira).
Comumente vista em casos de pneumonia, infecções das vias aéreas superiores e doenças que causam febre (piogênicas).

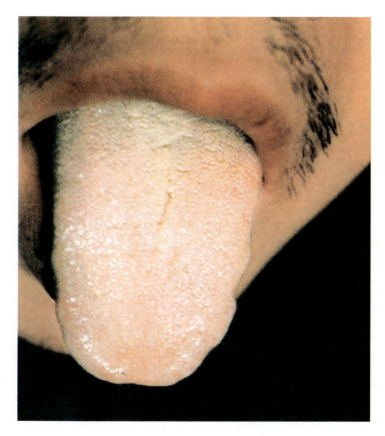

100. *Língua vermelho-clara com revestimento branco na extremidade e amarelo na raiz da língua*

Aspecto lingual

- **Língua** – Vermelho-clara, com facetas dentárias nas bordas.
- **Saburra** – Branca e fina, e na parte da raiz da língua, amarelada e de aspecto sujo.

Principais etiopatogenias – Transformação de fator perverso superficial em calor que, a seguir, penetra no organismo, retenção de umidade-calor no aquecedor inferior.

Diagnóstico – Retenção de umidade-calor no aquecedor inferior que se transforma em secura acometendo *Yin*.
Comumente vista em casos de infecção do sistema geniturinário e prostatite, etc.

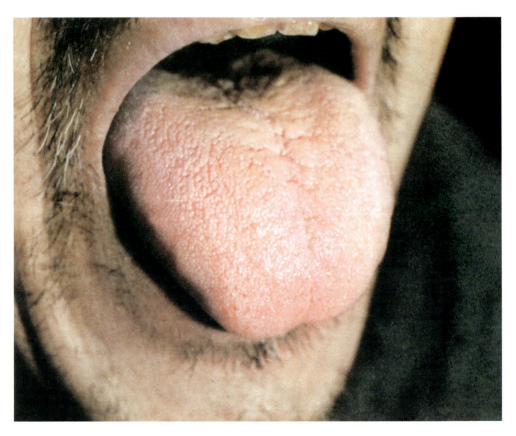

101. *Língua vermelho-clara com revestimento branco na ponta e amarelo na raiz da língua*

Aspecto da língua

- **Língua** – Vermelho-clara e de tamanho aumentado.
- **Saburra** – Fina e branca, sendo amarela, espessa e de aspecto sujo na raiz da língua.

Principais etiopatogenias – Conversão de fator perverso superficial em calor que, a seguir, penetra no organismo, retenção de umidade-calor no aquecedor inferior resultante de deficiência do baço.

Diagnóstico – Retenção de umidade associada à síndrome de *Bi* torácica. Comumente vista em casos de inflamação de cartilagens costais, cardiopatias resultantes das doenças anêmicas e infecções do sistema urinário, etc.

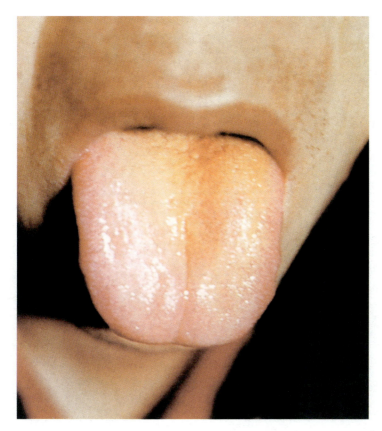

102. *Língua vermelho-clara com revestimento branco e escorregadio e extremidade (ponta), e amarelo-acinzentada na parte da raiz*

Aspecto lingual

- **Língua** – Vermelho-clara.
- **Saburra** – Esbranquiçada, fina e escorregadia nas bordas e na ponta da língua. Espessa, suja, com mudança de coloração que progride de branca para amarela e daí para cinza na parte central e na raiz.

Principais etiopatogenias – Conversão de fator perverso externo em calor que, a seguir, penetra no organismo, retenção prolongada da mucosidade-fluidos corpóreos que se convertem em calor, retenção da umidade-calor em aquecedor inferior.

Diagnóstico – Estagnação da mucosidade-turva no aquecedor, associação do vento do fígado com a mucosidade-fogo que ascende e perturba o segmento superior do corpo.

Comumente vista em casos de cefaléia neurovascular, infecção geniturinária e doenças infectocontagiosas dos tratos intestinais.

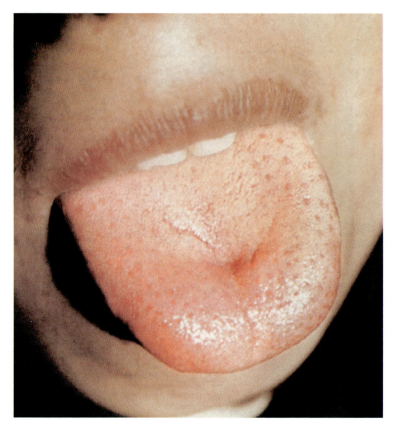

103. *Língua vermelho-clara com pontos vermelhos; revestimento branco, pegajoso e amarelo-claro* •

Aspecto lingual

- **Língua** – Vermelho-clara, de tamanho aumentado e com pontos vermelhos.
- **Saburra** – Branca, suja, discretamente espessa e de coloração levemente amarelada.

Principais etiopatogenias – Agressão pelo fator patogênico exógeno com invasão de fator perverso externo no meio interno do organismo, retenção de umidade-calor no sistema *Xue* (de sangue).

Diagnóstico – Retenção de umidade-calor no fígado e na vesícula biliar.
Comumente vista em casos de infecção dos tratos biliares, litíase biliar e outras afecções febris.

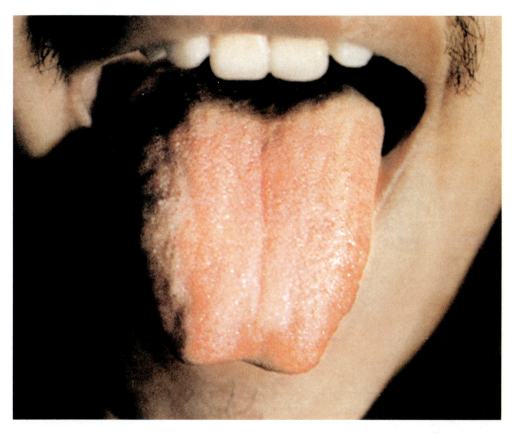

104. *Língua vermelho-clara com revestimento branco, levemente amarelado*

Aspecto lingual

- **Língua** – Vermelho-clara.
- **Saburra** – Fina, mesclada de coloração branca e amarela na parte central.

Principais etiopatogenias – Conversão da síndrome exterior em calor que, a seguir, penetra no organismo. Retenção e persistência residual da síndrome exterior acompanhada de calor no sistema *Yong* (de nutrição).

Diagnóstico – Agressão pelos fatores patogênicos exógenos com interiorização (invasão) de vento-calor no organismo.
Comumente vista em casos de afecções febris recentes resultante de doenças infecciosas, como resfriado comum (gripe), etc.

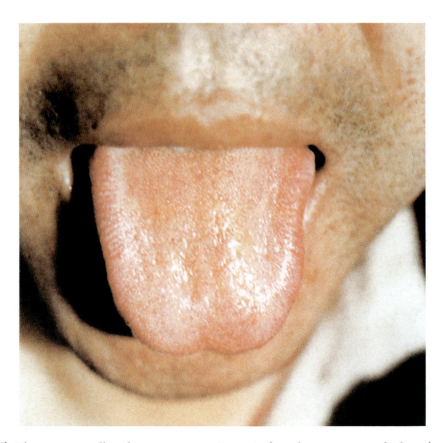

105. *Língua vermelho-clara com revestimento fino, branco-amarelado e úmido*

Aspecto lingual

- **Língua** – Vermelho-clara.
- **Saburra** – Fina, úmida e mesclada, de coloração branca e amarela.

Principais etiopatogenias – Vento-frio situado na superfície do corpo ou se transformando em calor. Síndrome exterior tendendo a se transformar em calor para depois se interiorizar.

Diagnóstico – Retenção de calor no pulmão.
Comumente vista em casos de afecções febris resultantes de doenças infecciosas e infecção pulmonar.

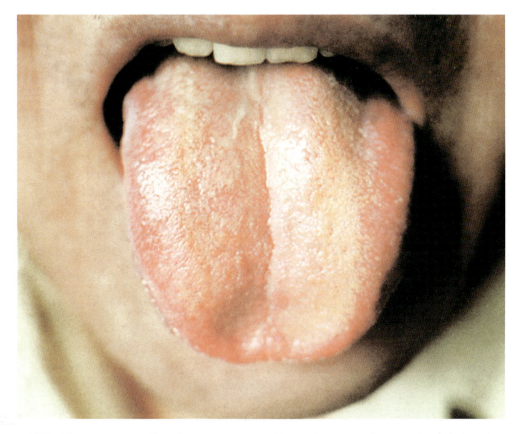

106. *Língua vermelho-clara com revestimento amarelo nas duas laterais*

Aspecto lingual

- **Língua** – Vermelho-clara nas bordas e na ponta.
- **Saburra** – Fina, branca e esparsa com duas faixas amarelas de aspecto sujo.

Principais etiopatogenias – Interiorização (invasão) de fator perverso superficial no organismo, retenção e persistência residual da síndrome exterior, estagnação de calor no estômago e nos intestinos, invasão (interiorização) de fator perverso febril no organismo, retenção de calor no sistema *Qi* e no *Yong*.

Diagnóstico – Estagnação de mucosidade-calor no estômago e nos intestinos.

Comumente vista em casos de afecções febris, doenças neurovasculares e cardiovasculares.

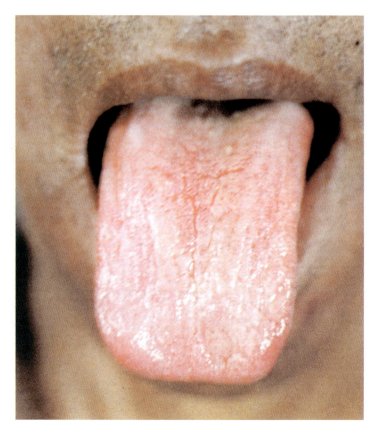

107. *Língua vermelho-clara com revestimento amarelo nas duas laterais*

Aspecto lingual

- **Língua** – Vermelho-clara, magra, fina e comprida com fissuras na parte central.
- **Saburra** – A superfície da língua é coberta por saburra branca, fina e de consistência macia, e, na parte central, há duas faixas amarelo-claras.

Principais etiopatogenias – Deficiência de *Qi* e de sangue, deficiência de *Yin* com calor no estômago.

Diagnóstico – Neste exemplo, o paciente apresenta deficiência de *Yin* do coração e dos rins com exacerbação (abundância) de umidade no início do tratamento. Após terapia instituída, o paciente apresentou melhora do quadro clínico; atualmente, apresenta deficiência de *Yin* e estagnação de calor no estômago.
Comumente vista em casos de doenças consuntivas e doenças cardíacas.

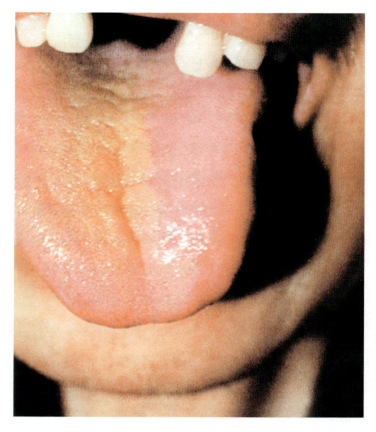

108. *Língua vermelho-clara com revestimento amarelo, pegajoso num dos lados da língua*

Aspecto lingual

- **Língua** – Vermelho-clara, mole, viçosa e inclinada para a esquerda.
- **Saburra** – A parte esquerda da língua é lisa e não possui saburra, enquanto a parte direita possui saburra amarela.

Principais etiopatogenias – Debilidade de *Qi* e de *Yin* do estômago, estagnação de calor no fígado e na vesícula biliar, bloqueio dos canais energéticos por vento-mucosidade (catarro/fleuma).

Diagnóstico – Depleção de *Qi* e de *Yin* do estômago, vento-mucosidade tendendo a se transformar em "fogo".

Este exemplo representa o mesmo paciente da Figura 58, portador de gastrite atrófica. Neste caso, a mucosidade-umidade se transforma em calor com acometimento mais acentuado do *Yin*.

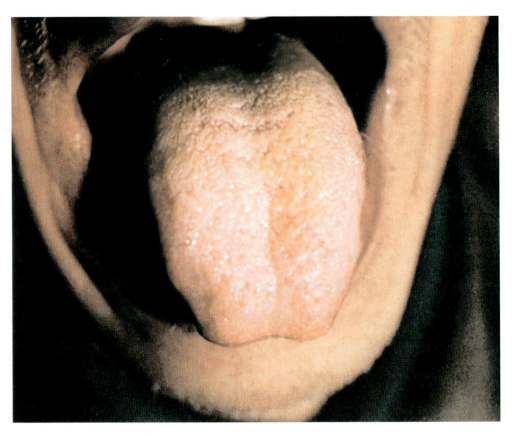

109. Língua vermelho-clara com revestimento parcialmente branco e parcialmente amarelado

Aspecto lingual

- **Língua** – Vermelho-clara e de tamanho aumentado.
- **Saburra** – Toda a superfície é revestida de branco sujo e, na parte esquerda, existe uma faixa de coloração amarelo-clara.

Principais etiopatogenias – Estagnação de calor no fígado e na vesícula biliar, presença de umidade-calor no baço e no estômago.

Diagnóstico – Umidade-calor no fígado e na vesícula com estase sangüínea. Comumente vista em casos de hepatite crônica e bronquiolite crônica, etc.

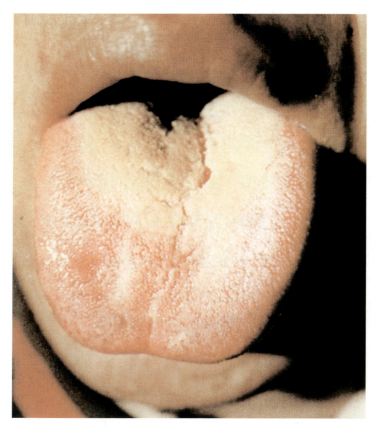

110. *Língua vermelho-clara com revestimento amarelo-acinzentado na metade posterior*

Aspecto lingual

- **Língua** – Vermelho-clara, envelhecida e com pontos vermelhos em sua ponta.
- **Saburra** – Fina, branca e granulada na metade anterior e amarelo-acinzentada e suja na parte central e na raiz. Espessa, opaca e pegajosa, com uma área da superfície posterior dando aspecto de terra espalhada.

Principais etiopatogenias – Invasão (interiorização) dos fatores perversos superficiais que se convertem em calor ao penetrarem no interior do organismo, exacerbação (abundância) de umidade-calor e mucosidade-turva interna, estagnação de mucosidade-turva já se transformando em calor.

Diagnóstico – Invasão (interiorização) de fator perverso externo (superficial) para o interior do organismo, umidade-turva que se converte em calor.
Comumente vista em casos de miocardite, febre reumática e afecções febris.

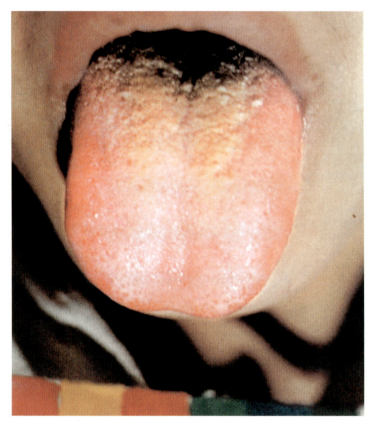

111. *Língua vermelho-clara com revestimento amarelo na metade posterior*

Aspecto lingual

- **Língua** – Vermelho-clara.
- **Saburra** – Fina, branca e lisa na parte anterior, e amarela, espessa, de aspecto sujo e lisa na parte da raiz.

Principais etiopatogenias – Invasão pelos fatores perversos superficiais que se convertem em calor ao se penetrarem no interior do organismo. Exacerbação (abundância) de umidade-calor e umidade-turva interna, estagnação de mucosidade-turva que se transforma em calor.

Diagnóstico – Retenção de umidade-calor no aquecedor inferior.

Este exemplo representa o mesmo paciente da Figura 245, portador de leucemia, que após a melhora do quadro febril e interrupção da hemorragia na superfície da língua ainda não teve eliminados o calor-umidade e a energia perversa remanescente.

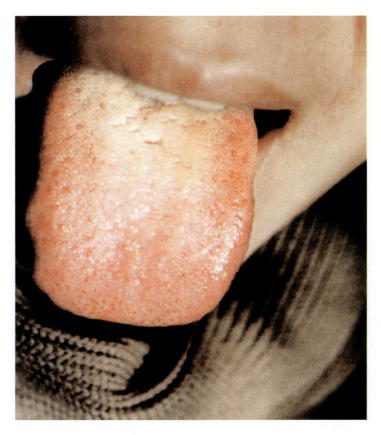

112. *Língua vermelho-clara que apresenta pontos vermelhos, com revestimento amarelo e pegajoso na metade posterior da língua*

Aspecto lingual

- **Língua** – Vermelho-clara de tamanho aumentado e com pontos vermelhos nas bordas e na ponta.
- **Saburra** – Fina, branca na metade anterior da língua e amarela e de aspecto sujo na metade posterior.

Principais etiopatogenias – Retenção de umidade-calor no sistema *Xue*, invasão de umidade-calor febril no sistema *Yong* (de nutrição) e *Xue*. Invasão pelos fatores patogênicos superficiais para o interior do organismo, umidade-turva que se converte em calor.

Diagnóstico – Resfriado comum (estado gripal) associado à retenção de umidade, retenção de umidade-calor no sistema *Xue*.

Comumente vista em casos de afecções febris de caráter infeccioso.

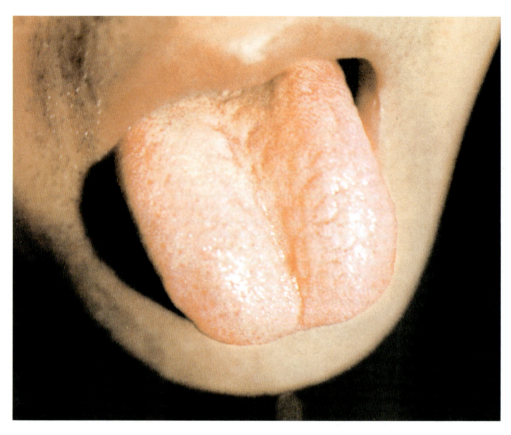

113. *Língua vermelho-clara com revestimento branco e escorregadio e com a parte central amarela*

Aspecto lingual

- **Língua** – Vermelho-clara.
- **Saburra** – Branca, escorregadia, lisa e de aspecto sujo, com coloração amarelo-clara na parte central e raiz da língua.

Principais etiopatogenias – Agressão pelos fatores patogênicos exógenos com invasão de frio-umidade que se convertem em calor ao penetrarem no interior do corpo, estagnação e retenção da mucosidade-alimento que se converte em calor.

Diagnóstico – Presença de umidade-calor no aquecedor médio.
Comumente vista em casos de doenças crônicas do sistema digestivo, como gastrite, etc.

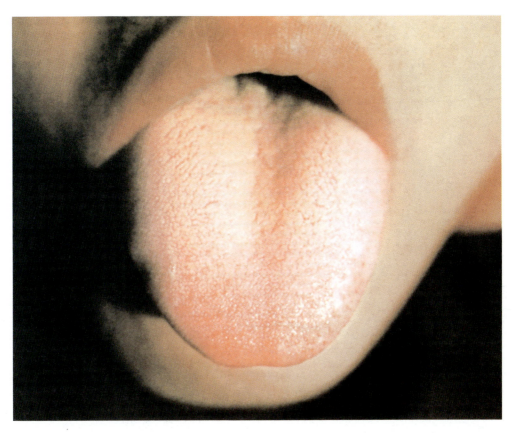

114. *Língua vermelho-clara com revestimento branco de aspecto deteriorado e parte central amarelada*

Aspecto lingual

- **Língua** – Vermelho-clara.
- **Saburra** – Branca com aspecto de queijo de soja macerado aparentando-se amarela mais no centro da língua.

Principais etiopatogenias – Interiorização (invasão) da síndrome exterior no organismo, estagnação de calor no estômago e nos intestinos, retenção com exacerbação (hiperatividade) de mucosidade-turva e umidade-calor.

Diagnóstico – Presença de umidade-calor no baço e no estômago. Comumente vista em casos de icterícia e doenças do sistema digestivo.

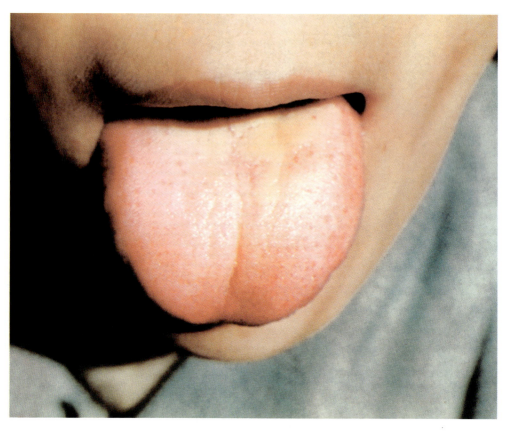

115. *Língua vermelho-clara de tamanho aumentado com manchas hemorrágicas e revestimento de coloração amarelo-esbranquiçada*

Aspecto lingual

- **Língua** – Vermelho-clara de tamanho aumentado, mole e viçosa, apresenta facetas dentárias e pontos vermelhos nas bordas da língua.
- **Saburra** – Fina, branca e de aspecto sujo, mesclando-se à coloração amarelo-clara também de aspecto sujo.

Principais etiopatogenias – Persistência de síndrome exterior, presença de calor no sistema *Yong*, calor no sistema *Yong*, acompanhado de síndrome de plenitude (maciça) do estômago. Calor no sistema *Yong* associado à estase sangüínea, retenção de umidade-calor no sistema *Xue* (de sangue).

Diagnóstico – Deficiência de *Qi* com bloqueio e estagnação da umidade-calor.

Comumente vista em casos de hipertensão arterial, cardiopatias resultantes das doenças anêmicas e doenças hepatobiliares.

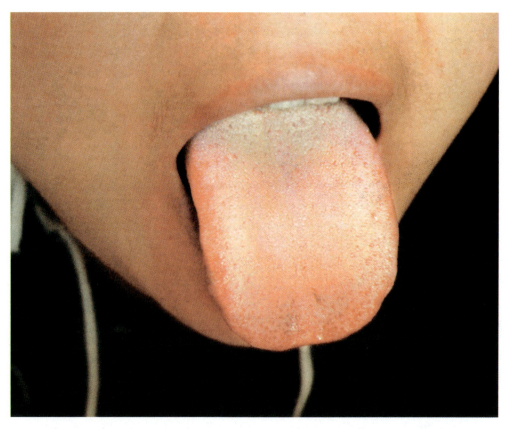

116. *Língua vermelho-clara, magra, fina e presença de manchas hemorrágicas, com revestimento amarelo, fino e seco*

Aspecto lingual

- **Língua** – Vermelho-escura, magra e fina com manchas de hemorragia e pontos vermelhos na ponta e raiz da língua.
- **Saburra** – Fina, branca, tendendo para coloração amarela, seca, diferindo-se da línguas comuns.

Principais etiopatogenias – Interiorização de calor perverso, acometimento de essências corpóreas com estase sangüínea. Deficiência de *Yin* com exacerbação (hiperatividade) de "fogo", presença de secura-calor no sangue.

Diagnóstico – Deficiência intrínseca de *Yin*, interiorização (invasão) de fator perverso superficial no organismo, acometimento de essências corpóreas com estase sangüínea.

Comumente vista em casos de amigdalite aguda e supurada e afecções febris resultantes das doenças infecciosas.

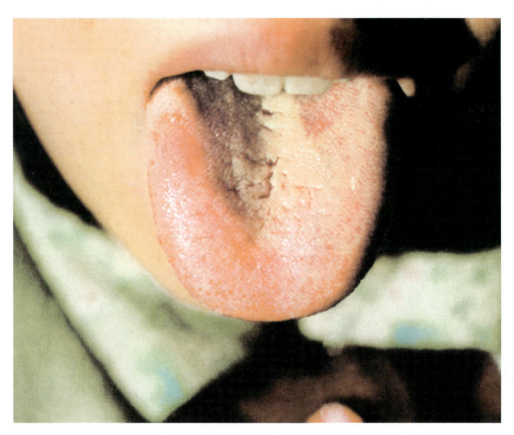

117. *Língua vermelho-clara com saburra destacada*

Aspecto lingual

- **Língua** – Vermelho-clara com tamanho aumentado e pontos vermelhos na ponta.
- **Saburra** – Amarela, espessa e de aspecto sujo; em alguns locais, apresenta descamação e, nesses pontos, novas saburras estão surgindo.

Principais etiopatogenias – Persistência de umidade-calor, acometimento de *Yin* do estômago. Regressão (redução) de umidade-turva, permanência de atividade (vitalidade) de *Qi* do estômago.

Diagnóstico – Deficiência intrínseca de *Yin*, presença de vento-frio resultante de agressão pelos fatores patogênicos exógenos, bloqueio de mucosidade-turva no pulmão.

Comumente vista em casos de bronquiolite associada à asma brônquica, dispepsia e gastrite atrófica, etc.

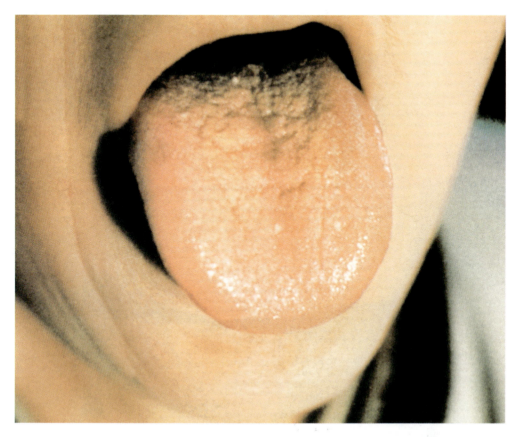

118. *Língua vermelho-clara com revestimento amarelo deteriorado (putrefeito)*

Aspecto lingual

- **Língua** – Vermelho-clara.
- **Saburra** – Amarela, espessa, com granulação áspera, aumentada e esparsa.

Principais etiopatogenias – Estagnação de calor (ainda não maciço) no estômago e nos intestinos; após exoneração, apresenta regressão (redução) dos fatores perversos, exacerbação (abundância) de umidade-calor e mucosidade-turva interna.

Diagnóstico – Umidade-calor no aquecedor inferior.
Comumente vista em casos de doenças cardíacas, insuficiência cardíaca e doenças do sistema digestivo.

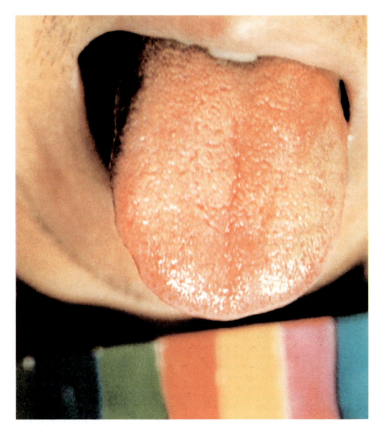

119. *Língua vermelho-clara com revestimento amarelo e pegajoso*

Aspecto lingual

- **Língua** – Vermelho-clara.
- **Saburra** – Amarela, espessa, de aspeto sujo, seca e com fissuras, pois apresenta pouca secreção de saliva (*Jin-Yê*).

Principais etiopatogenias – Interiorização de calor perverso, síndrome interior com calor maciço, aglutinação de secura no estômago e nos intestinos.

Diagnóstico – Síndrome maciça dos órgãos *Fu* (oco) com retenção interna de mucosidade-calor.

Comumente vista em casos de doenças neurovasculares, cardiovasculares e afecções febris resultantes de doenças infecciosas.

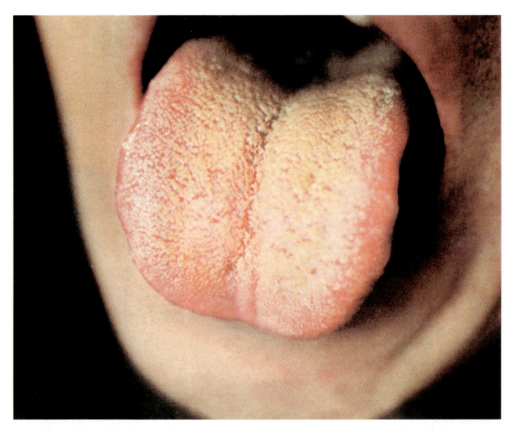

120. *Língua vermelho-clara com revestimento amarelo e granulado*

Aspecto lingual

- **Língua** – Vermelho-clara com facetas dentária (marcas de dente com aspecto de roda dentada).
- **Saburra** – Amarela, seca, apresentando fissuras, e granulada (semelhante aos grãos de areia).

Principais etiopatogenias – Aglutinação de calor no canal *Yangming* (sol maior). Deficiência de *Qi* com escassez de essências corpóreas ou acompanhada de umidade-calor.

Diagnóstico – Umidade-calor que se converte em calor, deficiência de *Qi* com distúrbio no transporte e na distribuição de essência nutrientes.

Comumente vista em casos de síndromes anêmicas associadas a comprometimento cardiovascular (cardiopatias resultantes de doenças anêmicas), inflamação de cartilagens costais e doenças gastrintestinais.

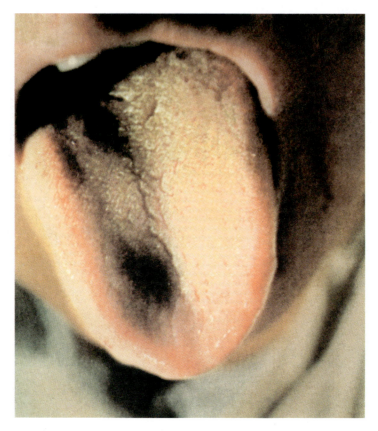

121. *Língua vermelho-clara com revestimento amarelo, seco e com fissura*

Aspecto lingual

- **Língua** – Vermelho-clara, mole e úmida.
- **Saburra** – Sem saburra, brilhante e lisa na ponta da língua. Levemente amarelada, seca e com fissuras na parte central, e, na raiz, apresenta-se espessa, com granulação áspera e sua distribuição é irregular.

Principais etiopatogenias – Deficiência de Qi com escassez de essências corpóreas, deficiência de Qi acompanhada de umidade, ascensão (subida) de calor acompanhada de perturbação do segmento superior do corpo. Presença de umidade no aquecedor inferior com insuficiência do aquecedor superior.

Diagnóstico – Inatividade de Yang do coração, deficiência de Qi do baço e do pulmão.

Comumente vista em casos de doenças cardíacas, como insuficiência cardíaca e infecção pulmonar.

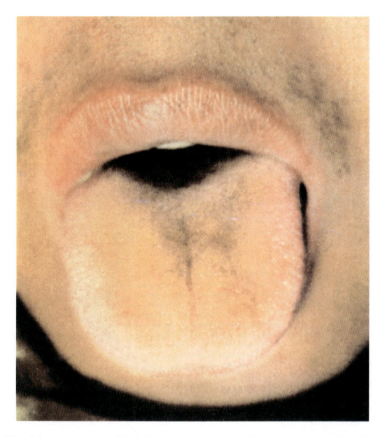

122. Língua vermelho-clara com revestimento amarelo-claro, pegajoso e aderente

Aspecto lingual

- **Língua** – Vermelho-clara.
- **Saburra** – Amarela, úmida, de aspecto sujo, granulação compacta, aderente e pegajosa semelhante à pintura da superfície com pó amarelo.

Principais etiopatogenias – Umidade-calor associada à mucosidade-saliva, deficiência de *Yin* acompanhada de mucosidade-calor.

Diagnóstico – Retenção de mucosidade-calor na região torácica.
Comumente vista em casos de doenças cardíacas em geral, infecção pulmonar e síndromes anêmicas associadas a comprometimento cardiovascular (cardiopatias resultantes de doenças anêmicas).

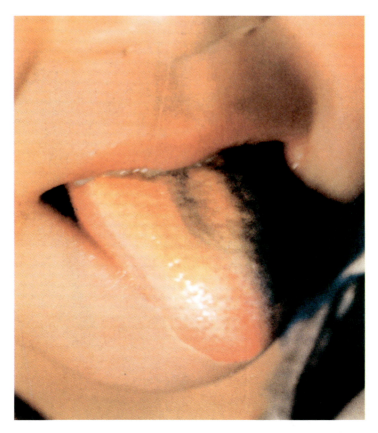

123. *Língua apresentando pontos vermelhos em sua extremidade e com revestimento amarelo, pegajoso e aderente*

Aspecto lingual

- **Língua** – Vermelho-clara sendo que nas bordas e na ponta apresenta uma coloração vermelha; em toda a superfície da ponta, há também pontos vermelhos.
- **Saburra** – Amarelo-escura, espessa, de aspecto sujo, pegajosa; aderente e escorregadia sua apresentação assemelha-se a um pó amarelo que se espalhou na superfície da língua.

Principais etiopatogenias – Umidade-calor associada à mucosidade-saliva, invasão do coração pelo calor perverso, retenção de umidade-calor no sangue, retenção de fator febril nocivo no sistema *Xue*.

Diagnóstico – Retenção de umidade-calor no sistema *Xue* e estagnação de umidade-calor no aquecedor médio.

Comumente vista em casos de infecção gastrintestinal, afecções febris resultantes de doenças infecciosas e febre pós-operatória.

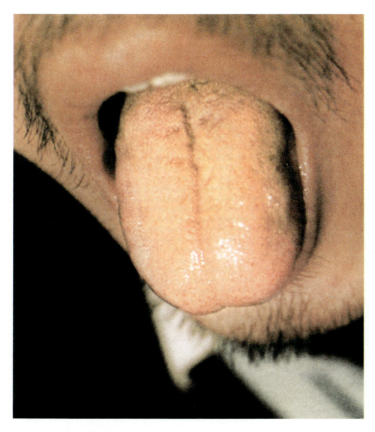

124. *Língua vermelho-clara com tonalidade escura e revestimento amarelo, escorregadio e pegajoso*

Aspecto lingual

- **Língua** – Vermelho-clara e escurecida sem muita evidência e com pontos pretos na ponta.
- **Saburra** – Apresenta-se com coloração branca tendendo à amarelo-clara espessa, escorregadia e de aspecto sujo.

Principais etiopatogenias – Interiorização (invasão) recente de calor perverso no organismo, doença de umidade-fator febril, icterícia, umidade-calor com estase (coagulação) sangüínea.

Diagnóstico – Deficiência do baço com umidade-calor e estase sangüínea. Comumente vista em casos de cardiopatia reumática e insuficiência cardíaca.

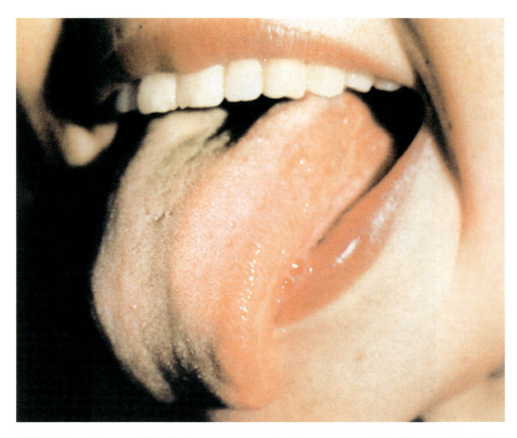

125. *Língua vermelho-clara, com aspecto de superposição (língua dupla) e com revestimento branco nas bordas e cinza no centro*

Aspecto lingual

- **Língua** – Vermelho-clara.
- **Saburra** – Fina, branca e úmida. A parte central é acinzentada e de aspecto sujo.

Principais etiopatogenias – Presença de calor gerado pelos fatores perversos exógenos, umidade-calor no fígado e na vesícula biliar, presença de "fogo" no coração.

Diagnóstico – Regressão de calor-umidade do fígado e da vesícula biliar, permanência (persistência) de fator perverso remanescente no interior do organismo.

Este exemplo representa o mesmo paciente da Figura 243, que apresenta inflamação da glândula sublingual, mas que, com o tratamento, já mostra melhora, tornando o vermelho da língua mais clara e a saburra mais fina.

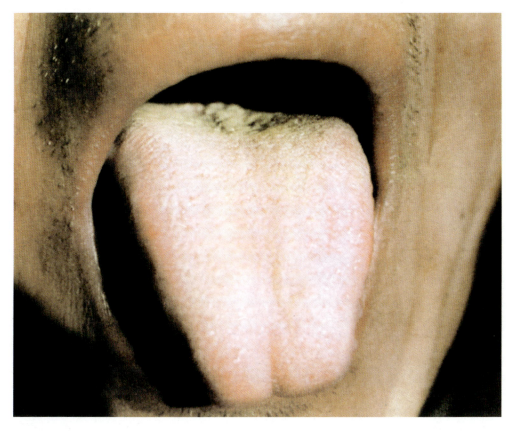

126. *Língua vermelho-clara com revestimento branco, escorregadio e com a raiz acinzentada*

Aspecto lingual

- **Língua** – Vermelho-clara e com tonalidade escura.
- **Saburra** – A superfície apresenta-se branca, espessa, lisa e de aspecto sujo; a parte da raiz apresenta coloração acinzentada.

Principais etiopatogenias – Estagnação de frio-umidade e de mucosidade-fluido corpóreos (*Tan-In*), deficiência de *Yang* acompanhada de frio-umidade no aquecedor inferior.

Diagnóstico – Insuficiência de *Yang* dos rins, invasão do coração pelo frio-fluidos corpóreos.

Comumente vista em casos de insuficiência cardíaca e edema pulmonar.

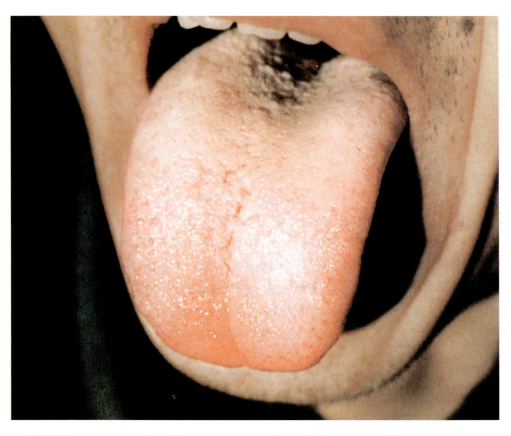

127. *Língua vermelho-clara com revestimento branco, pegajoso e com a raiz acinzentada*

Aspecto lingual

- **Língua** – Vermelho-clara com pontos vermelhos.
- **Saburra** – Branca, espessa e de aspecto sujo na parte central; a parte da raiz apresenta-se seca, tornando-se acinzentada.

Principais etiopatogenias – Frio perverso que se converte em calor, umidade-calor no aquecedor inferior.

Diagnóstico – Regressão (redução) de umidação-turva, permanência (persistência) de calor remanescente no interior do organismo.

Este exemplo representa o mesmo paciente das Figuras 83, 86 e 96. Apesar de ter havido uma regressão (redução) da saburra amarela devido ao tratamento, há ainda a retenção da umidade.

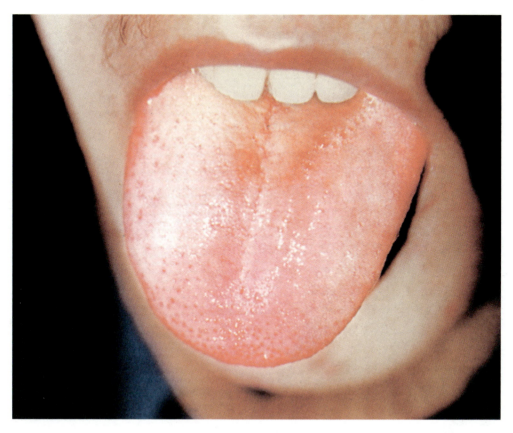

128. *Língua vermelho-clara com pontos vermelhos; revestimento branco, escorregadio e com a raiz acinzentada*

Aspecto lingual

- **Língua** – Vermelho-clara com pontos vermelhos na ponta.
- **Saburra** – Coloração branca e lisa por toda a superfície; na parte da raiz apresenta-se espessa, de aspecto sujo, tornando-se acinzentada.

Principais etiopatogenias – Invasão do sangue pelo fator febril-calor. Invasão do coração pelo calor nocivo, retenção de umidade-calor no sistema *Xue*, retenção prolongada de frio-umidade que se converte em calor.

Diagnóstico – Umidade perversa que se converte em calor, ascensão (subida) de pseudo-*Yang* ao segmento superior do corpo.

Comumente vista em casos de nefrite crônica e hipertensão arterial.

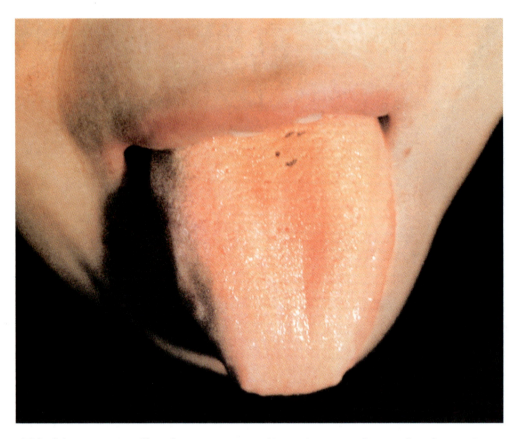

129. *Língua vermelho-clara com revestimento amarelo nas bordas e cinza no centro*

Aspecto lingual

- **Língua** – Vermelho-clara com tamanho aumentado.
- **Saburra** – Amarela, espessa, de aspecto sujo; com a parte central se tornando acinzentada.

Principais etiopatogenias – Umidade-calor no baço e no estômago, deficiência do baço com retenção de umidade que se converte em calor.

Diagnóstico – Deficiência de Qi com retenção de mucosidade-calor.
Comumente vista em casos de bronquiolite crônica agudizada e infecção pulmonar, etc.

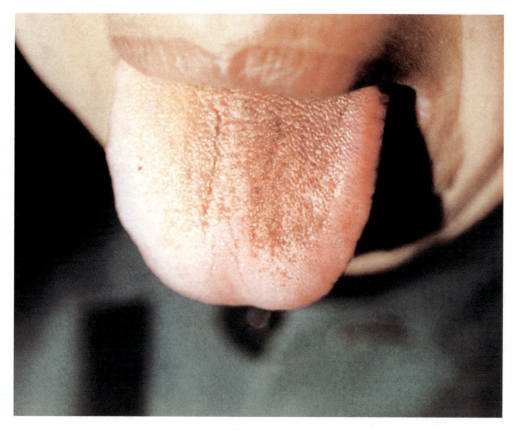

130. *Língua vermelho-clara com revestimento parcialmente branco, liso e parcialmente amarelo e preto*

Aspecto lingual

- **Língua** – Vermelho-clara.
- **Saburra** – A parte direita é branca, escorregadia e gradualmente se tornando amarelada e cinza-escura; a parte esquerda é toda preta e seca.

Principais etiopatogenias – Aglutinação de calor no fígado e na vesícula biliar.

Diagnóstico – Acometimento de *Yin* devido à presença de umidade-calor no fígado e na vesícula biliar.

Comumente vista em casos de colangite e doenças do sistema hepatobiliar.

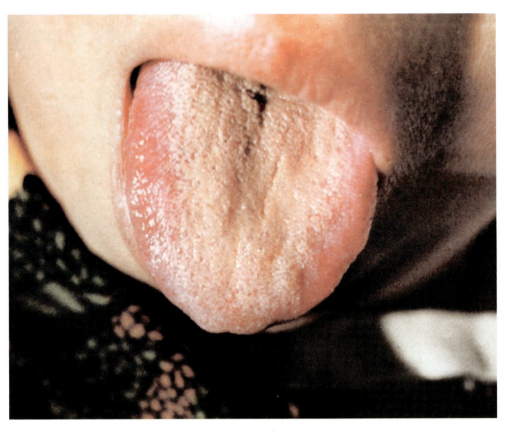

131. *Língua vermelho-clara com revestimento em forma de manchas amarelo-acinzentadas*

Aspecto lingual

- **Língua** – Vermelho-clara, tamanho aumentado, mole e viçosa.
- **Saburra** – Amarela, espessa e de aspecto sujo. A parte central e a raiz se tornando acinzentadas.

Principais etiopatogenias – Presença de umidade-calor no baço e no estômago acompanhada de retenção prolongada da mucosidade-calor que se converte em calor.

Diagnóstico – Bloqueio dos canais energéticos por mucosidade-calor, apoplexia (golpe de vento) seguida de hemiplegia.

Comumente vista em casos de cardiopatia reumática e trombose cerebro-vascular, etc.

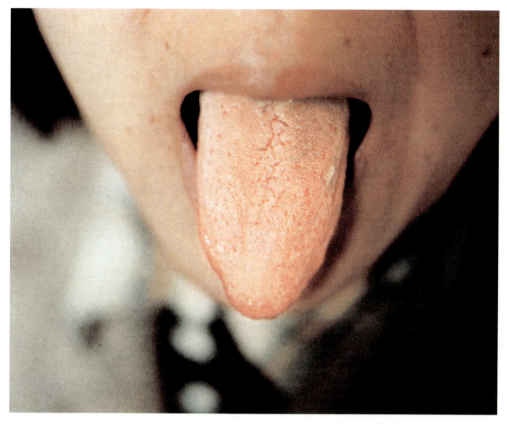

132. *Língua vermelho-clara com revestimento fino, branco acinzentado e seco*

Aspecto lingual

- **Língua** – Vermelho-clara com pontos vermelhos.
- **Saburra** – Cinza clara e fina; a superfície é seca e com fissuras.

Principais etiopatogenias – Invasão pelos fatores perversos superficiais que se convertem em calor ao penetrarem no interior do organismo, invasão do sangue pela umidade-calor que se converte a seguir em secura.

Diagnóstico – Transformação de umidade-calor em secura com acometimento de *Yin*.
Comumente vista em casos de hipertensão arterial, síndromes neurológicas e afecções febris.

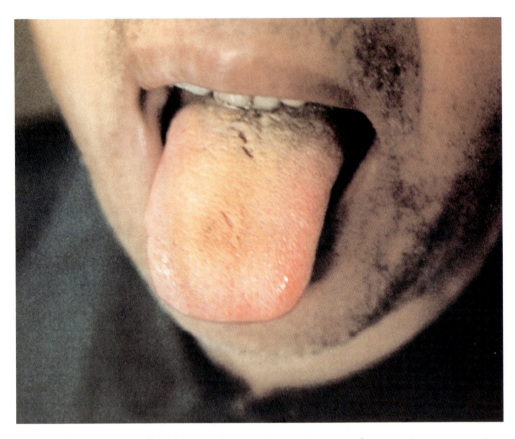

133. *Língua vermelho-clara com revestimento amarelo, pegajoso e a parte central acinzentada*

Aspecto lingual

- **Língua** – Vermelho-clara.
- **Saburra** – Amarela, espessa e de aspecto sujo. A parte central é cinza-clara.

Principais etiopatogenias – Umidade-calor no baço e no estômago.

Diagnóstico – Retenção de umidade no aquecedor médio tendendo a se transformar em calor.

Comumente vista em casos de afecções febris resultantes de infecções das vias aéreas superiores.

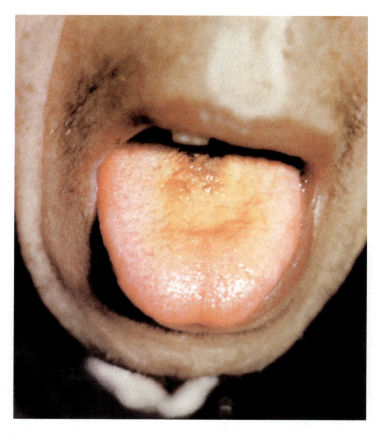

134. *Língua vermelho-clara com revestimento branco, parte central amarela, raiz cinza e pegajosa*

Aspecto lingual

- **Língua** – Vermelho-clara, mole e viçosa.
- **Saburra** – Pegajosa, sendo que as bordas são brancas, a parte central é amarela e a raiz preta. A superfície da língua é pegajosa, de aspecto sujo e apresenta muita umidade. A aparência é como se a língua tivesse sido recoberta por gema de ovo.

Principais etiopatogenias – Interiorização (invasão) de fator perverso superficial no organismo, retenção de calor no estômago e nos intestinos, retenção de mucosidade-alimento que se converte em calor.

Diagnóstico – Síndrome de *Bi* torácica (*angina pectoris*), deficiência de *Qi* acompanhada de bloqueio dos canais energéticos por mucosidade-calor.
Comumente vista em casos de doenças cardíacas e infarto agudo do miocárdio.

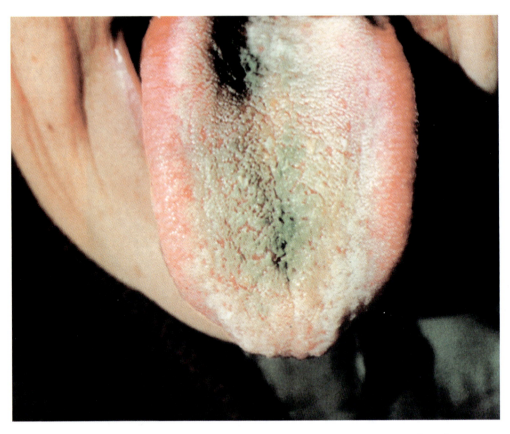

135. *Língua vermelho-clara com revestimento branco nas bordas e manchas esverdeadas na parte central*

Aspecto lingual

- **Língua** – Vermelho-clara e de tamanho aumentado.
- **Saburra** – Branca, esparsa, de aspecto sujo e de distribuição irregular. A parte central está mudando de amarelo-acinzentada para a cor verde. Esta coloração é natural (não é artificial).

Principais etiopatogenias – Deficiência de *Yang* com retenção de frio-umidade, inatividade de *Yang* do estômago.

Diagnóstico – Deficiência de *Yang* com bloqueio no fornecimento de essências corpóreas ao segmento superior do corpo. Bloqueio dos canais energéticos pela mucosidade-umidade.

Comumente vista em casos de doenças neurovasculares como trombose cerebrovascular.

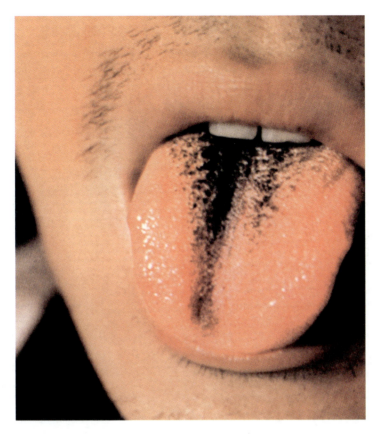

136. *Língua vermelho-clara com revestimento preto e seco*

Aspecto lingual

- **Língua** – Vermelho-clara.
- **Saburra** – Parte central e raiz cinza-preta; bordas e ponta da língua possuem a coloração levemente branca espalhada na superfície, fina e apresenta pouca *Jin-Yê* (essências corpóreas-fluidos corpóreos), é seca e possui fissuras.

Principais etiopatogenias – Síndrome maciça interna com retenção de calor nocivo, transmissão de fator lesivo-frio perverso à *Shaoyin* (canal *Shaoyin*), acometimento de canal *Shaoyin* (*Yin* menor) pelo calor de verão.

Diagnóstico – Retenção de umidade-calor no fígado e na vesícula biliar acompanhada de icterícia, recidiva dos sintomas por agressão do vento-frio.
Comumente vista em casos de hematúria noturna intermitente e resfriados comuns (gripes).

Parte IV

Língua vermelha e sua análise

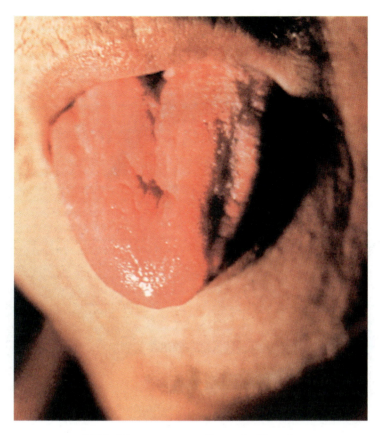

137. *Língua vermelha e brilhante*

Aspecto lingual

- **Língua** – Vermelha, de tamanho aumentado, mole e viçosa (tenra); presença de fissuras horizontais e verticais na parte central.
- **Saburra** – Possui resíduos de saburra com aspecto de queijo de soja macerado na parte esquerda. A parte externa descamou-se tornando-se lisa e brilhante, apresentando pouca *Jin-Yê*, de aspecto seco.

Principais etiopatogenias – Deficiência de *Yin* do estômago e dos rins, escassez de fluidos corpóreos com exacerbação (hiperatividade) do "fogo" interno, regressão de fatores perversos; entretanto, há acometimento de *Qi* e de *Yin*.

Diagnóstico – Deficiência de *Qi* e estase sangüínea acompanhada de síndrome de *Bi* torácica, acometimento de *Qi* e de *Yin*.

Comumente vista em casos de afecções febris resultantes de doenças infecciosas, doenças cardiovasculares e neurovasculares, taquiesfigmia.

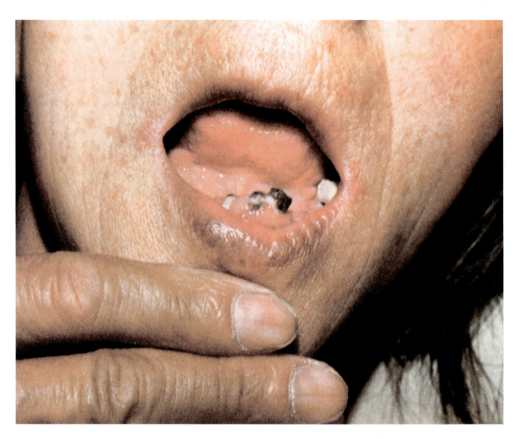

138. *Língua vermelha, brilhante e curta*

Aspecto lingual

- **Língua** – Vermelha, macia, úmida e curta.
- **Saburra** – A superfície é lisa, brilhante, e não possui saburra.

Principais etiopatogenias – Esgotamento de *Yin* do estômago e dos rins. Acometimento de *Yin* por excesso (exacerbação) de calor, "vento" gerado pelo calor-secura. Presença de vento associado à mucosidade.

Diagnóstico – Acometimento de *Yin* pela presença de calor no sangue.
Comumente vista em casos de doenças neurovasculares como AVC e afecções febris resultantes de doenças infecciosas.

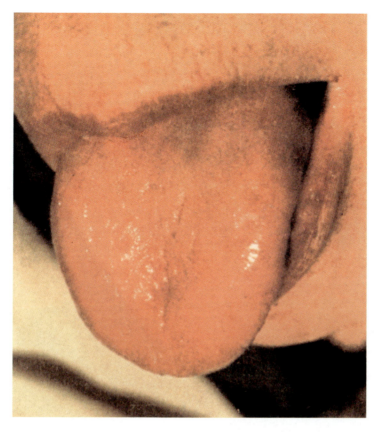

139. *Língua vermelho-escura sem revestimento e poucas essências corpóreas-fluidos corpóreos (Jin-Yê)*

Aspecto lingual

- **Língua** – Vermelho-escura, de tamanho aumentado, mole e úmida.
- **Saburra** – Não possui saburra, apresenta fissuras e, apesar de parecer estar úmida e escorregadia, na verdade não existe *Jin-Yê*.

Principais etiopatogenias – Acometimento de *Yin* devido à presença de calor no sistema *Yong*, deficiência de *Yin* com excesso (exacerbação) do fogo, debilidade (esgotamento) de *Qi* e *Yin* do estômago e dos rins.

Diagnóstico – Acometimento de *Yin* pela presença de calor do sistema *Yong* associada à estase sangüínea.

Comumente vista em casos de doenças neurovasculares e cardiovasculares.

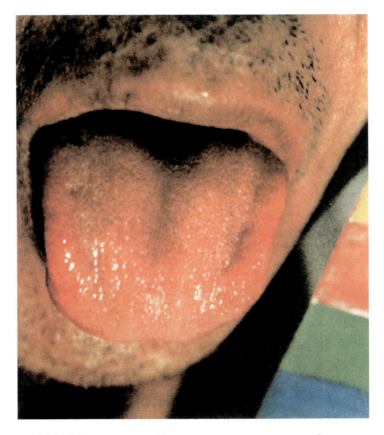

140. *Língua vermelho-escura com pouca saburra*

Aspecto lingual

- **Língua** – Vermelho-escura como se o bolor a encobrisse.
- **Saburra** – Balanceada, fina escassa, escorregadia e úmida.

Principais etiopatogenias – Acometimento de *Yin* por excesso (exacerbação) do calor, retenção de *Qi* e de sangue. Interiorização (invasão) de umidade-calor no sistema *Yong*, acometimento de *Yin* e estase sangüínea.

Diagnóstico – Interiorização (invasão) da umidade-calor no sistema *Yong* com acometimento do *Yin*.

Comumente vista em casos de pneumonia, hepatoma e afecções febris.

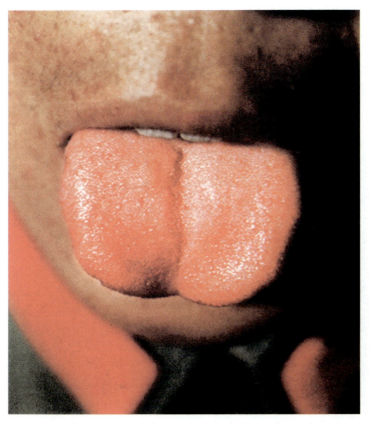

141. *Língua vermelha com pontos brancos com revestimento branco e fino*

Aspecto lingual

- **Língua** – Vermelho-viva com pontos em formato de estrela de coloração branca e vermelha espalhados pela superfície; na parte central, apresenta fissura semelhante a uma fenda em "s".
- **Saburra** – Fina, branca e rala.

Principais etiopatogenias – Invasão do coração por excesso (exacerbação) de calor nocivo, invasão do sangue por fator febril-calor ou fator nocivo epidêmico, deficiência (escassez) de fluidos corpóreos com secura no estômago, calor maciço retido ameaçando homeostase.

Diagnóstico – Hiperatividade hepática (exacerbação de fogo no fígado) e calor no sangue.
Comumente vista em casos cirrose hepática, hiperatividade funcional do baço.

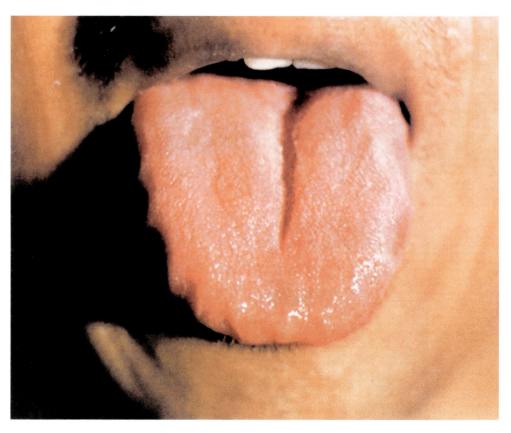

142. *Língua vermelha com facetas dentárias e fissuras com revestimento fino e branco*

Aspecto lingual

- **Língua** – Ligeiramente vermelha, de tamanho aumentado, com facetas dentárias; na parte central, apresenta fissura vertical semelhante a um fosso.
- **Saburra** – Fina e branca com granulação áspera, espessa e esparsa.

Principais etiopatogenias – Acometimento de essências corpóreas por calor intensamente exacerbado, acometimento de *Qi* por calor de verão. Deficiência do baço com invasão do mesmo pela umidade, deficiência de *Yin* acompanhada de calor interno, deficiências de *Qi* e de *Yin*.

Diagnóstico – Deficiência intrínseca (constitucional) de *Yin*, deficiência do baço com invasão (infiltração) do mesmo pela umidade.
Comumente vista em casos de bronquiolite crônica, tuberculose pulmonar e outras infecções pulmonares, etc.

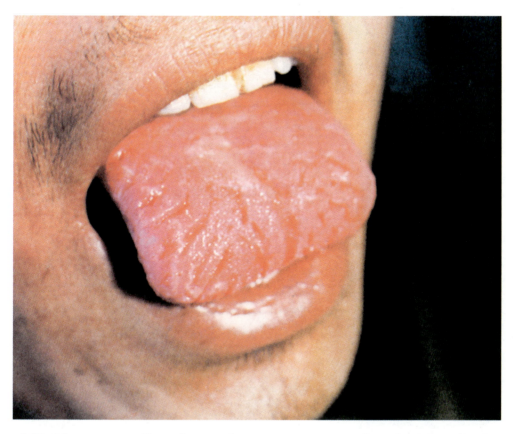

143. *Língua vermelha e fissurada com revestimento fino, branco e úmido*

Aspecto lingual

- **Língua** – Vermelha, fissuradas profundas como se estivessem sido cortadas com faca. Os cortes parecem radiações.
- **Saburra** – A parte da raiz é fina, branca, escorregadia e úmida assemelhando-se à superfície descamada.

Principais etiopatogenias – Deficiência intrínseca (constitucional) de *Yin*, secura no estômago com calor maciço, debilidade do sangue com esgotamento dos fluidos corpóreos, deficiência do baço com invasão (infiltração) do mesmo pela umidade.

Diagnóstico – Deficiência de *Yin* dos rins, exacerbação (hiperatividade) de fogo do coração.
Comumente vista em casos de glossite, febre alta, desidratação e desnutrição.

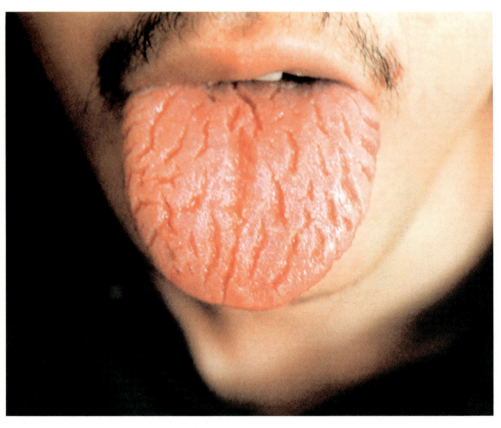

144. *Língua vermelha e fissurada, com pouco revestimento (saburra)*

Aspecto lingual

- **Língua** – Ligeiramente vermelha com fissuras verticais semelhantes a cortes de faca.
- **Saburra** – Rala, de pouca quantidade ou quase inexistente.

Principais etiopatogenias – Deficiência intrínseca (constitucional) de *Yin*, debilidade do sangue com esgotamento (ressecamento) dos fluidos corpóreos, calor maciço retido ameaçando homeostase.

Diagnóstico – Insuficiência de *Yin* dos rins, ascensão (subida) do pseudofogo ao segmento superior do corpo.

Comumente visto em casos de nefrite crônica, bronquiolite, doenças do sistema digestivo e desnutrição.

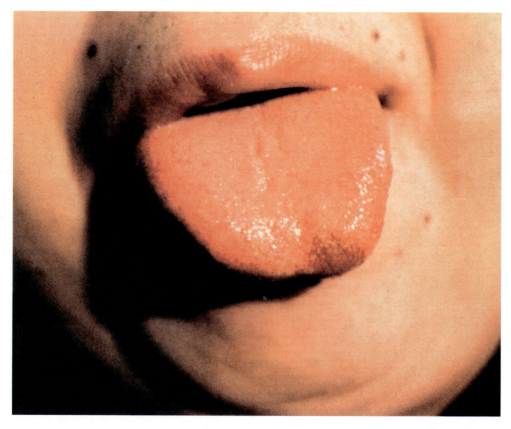

145. *Língua vermelha com manchas hemorrágicas e revestimento fino e branco*

Aspecto lingual

- **Língua** – Vermelha e com tonalidade escura (em fase de escurecimento). Presença de manchas hemorrágicas de coloração preta em extensa área da ponta da língua, além de apresentar pontos vermelhos.
- **Saburra** – Fina, branca e úmida.

Principais etiopatogenias – Excesso de calor nos órgãos *Zang* (maciço) e *Fu* (oco), estagnação e retenção de *Qi* e de sangue. Invasão do coração pelo calor nocivo, estase e bloqueio de sangue do coração. Invasão do sangue pela umidade-fator febril acompanhada de estase (coagulação) sangüínea.

Diagnóstico – Presença de calor no sangue e estase sangüínea.
Comumente vista em casos de hipertensão arterial, disfunção endócrina e afecções febris.

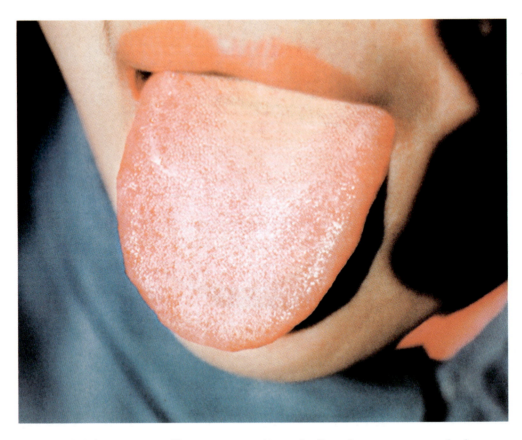

146. *Língua vermelha com revestimento fino, branco e granulado*

Aspecto lingual

- **Língua** – Vermelha, fina, mole e com poucos pontos vermelhos.
- **Saburra** – Branca, seca e fina. Possui granulação áspera semelhante a grão de areia.

Principais etiopatogenias – Acometimento de essências corpóreas por calor intensamente exacerbado, acometimento de *Qi* por calor de verão, deficiência de *Yin* com depleção de essências corpóreas.

Diagnóstico – Acometimento de *Yin* por fogo do coração.
Comumente vista em casos de doença neurovascular, insolação, taquiesfigmia e afecções febris.

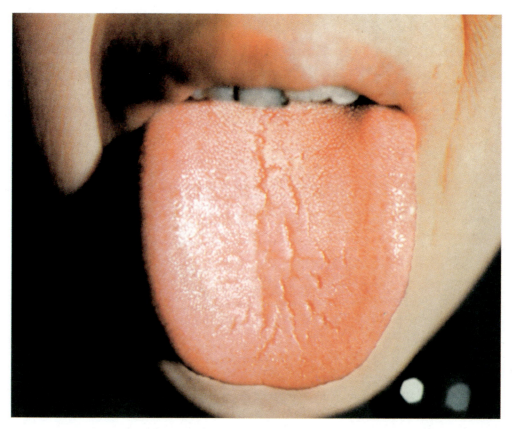

147. *Língua vermelha e fissurada, com revestimento fino, branco e granulado*

Aspecto lingual

- **Língua** – Vermelha com pontos vermelhos; na parte central, apresenta fissuras superficiais.
- **Saburra** – Fina, branca e áspera.

Principais etiopatogenias – Secura no estômago com calor maciço, deficiência de *Yin* com esgotamento dos fluidos corpóreos, acometimento (desgaste) de *Yin* e de *Qi* por calor de verão.

Diagnóstico – Deficiência de *Yin* e calor no estômago.
Comumente vista em casos de gastrite crônica, úlcera gástrica e afecções febris resultantes de doenças infecciosas.

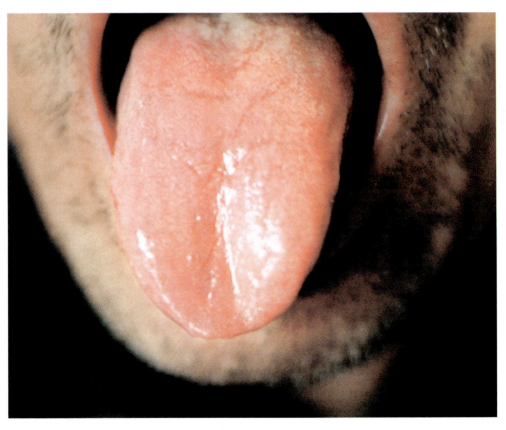

148. *Língua vermelha com revestimento fino, branco, liso e úmido*

Aspecto lingual

- **Língua** – Ligeiramente vermelha, fina e magra.
- **Saburra** – Fina, branca, de aspecto sujo, brilhante, lisa e com muita umidade (escorregadia).

Principais etiopatogenias – Calor no sistema *Yong* associado à umidade. Deficiência de *Qi* e de sangue, deficiência de *Yang* com excesso (abundância) de umidade. Deficiência de *Yin* com exacerbação (hiperatividade) de fogo associada à umidade.

Diagnóstico – Deficiência de *Qi* e de *Yin*, persistência da mucosidade-umidade.

Comumente vista em casos de síndrome de coreoatetose, bronquiolite crônica agudizada.

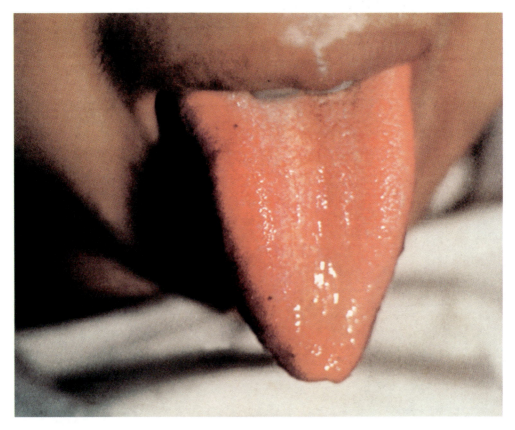

149. *Língua vermelha com revestimento branco, escorregadio e pegajoso*

Aspecto lingual

- **Língua** – Vermelha.
- **Saburra** – Parte central apresenta-se branca com uma coloração levemente amarelada, de aspecto sujo, muita umidade e escorregadia.

Principais etiopatogenias – Agressão pelos fatores patogênicos exógenos com ascensão (subida) de frio-umidade ao segmento superior do organismo, lesão (acometimento) interna com inatividade de *Yang* do estômago. Presença de frio-umidade ou mucosidade-fluidos corpóreos (*Tan-In*) que se convertem em calor.

Diagnóstico – Deficiência de *Yang* do baço e dos rins, estagnação interna de mucosidade-fluidos corpóreos (*Tan-In*).
Comumente vista em casos de nefrite crônica, gastrite crônica e bronquiolite crônica, etc.

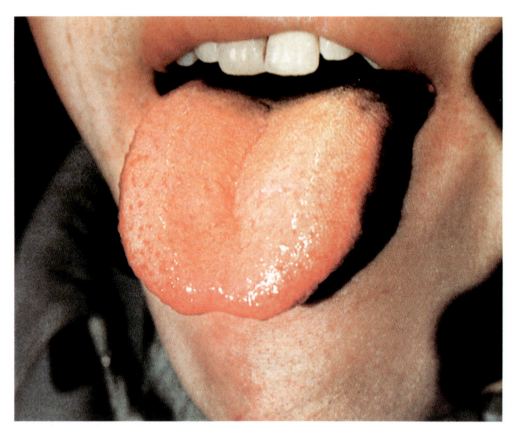

150. *Língua vermelha com pontos vermelhos e revestimento branco e pegajoso (língua de estrela vermelha)*

Aspecto lingual

- **Língua** – Vermelho-escura sem muita evidência (sem chegar a ofuscar).
- **Saburra** – Nas bordas apresenta coloração avermelhada com protuberâncias em forma de espinhos. Saburra fina, branca, de aspecto sujo e seca.

Principais etiopatogenias – Invasão do sangue pelo fator febril-calor ou fator nocivo epidêmico, invasão do coração pelo calor nocivo, retenção de umidade-calor no sistema *Xue*, estagnação de umidade e acometimento de essências corpóreas (*Jin*).

Diagnóstico – Exteriorização de calor do sangue e umidade nociva.
Comumente vista em casos de afecções febris resultantes de doenças infecciosas.

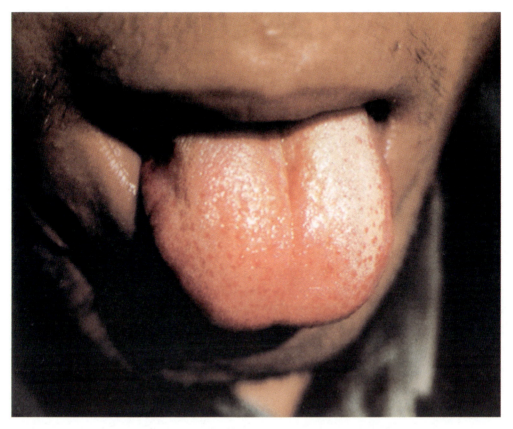

151. *Língua vermelha com pontos proeminentes e revestimento branco, pegajoso e seco (saburra de estrela vermelha)*

Aspecto lingual

- **Língua** – Vermelho-escura com protuberância em forma de espinhos.
- **Saburra** – Branca, de aspecto sujo, seca e levemente amarelo-clara.

Principais etiopatogenias – Retenção de calor no sistema *Yong* (nutrição), invasão do sangue pelo fator febril-calor ou fator nocivo epidêmico.

Diagnóstico – Retenção de umidade-calor no sangue.

Comumente vista em casos de infecção urinária, afecções febris resultantes de doenças infecciosas das vias aéreas superiores.

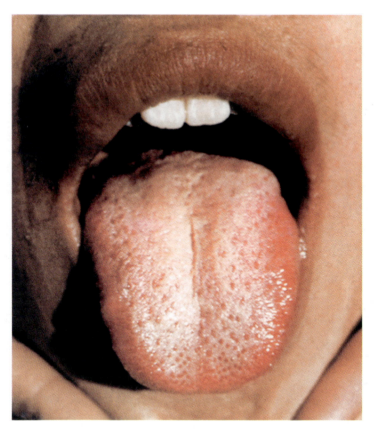

152. *Língua vermelha com pontos vermelhos e com revestimento branco e pegajoso*

Aspecto lingual

- **Língua** – Levemente avermelhada com nítidos pontos vermelhos em sua superfície.
- **Saburra** – Branca, de aspecto sujo, fina, granulação fina, de aspecto sujo e denso; a parte da raiz é amarela e de aspecto sujo.

Principais etiopatogenias – Agressão pelos fatores patogênicos exógenos com retenção e persistência de vento-frio no organismo, invasão (interiorização) de calor no sistema *Yong* (de nutrição) e *Xue* (de sangue). Retenção de umidade-turva e mucosidade-fluidos corpóreos (*Tan-In*) com estagnação alimentar que se converte em calor.

Diagnóstico – Presença de umidade-calor no fígado e na vesícula biliar; entretanto, provocando movimento interno de fogo do coração.
Comumente vista em casos de infecção nos tratos biliares e afecções febris resultantes de doenças infecciosas.

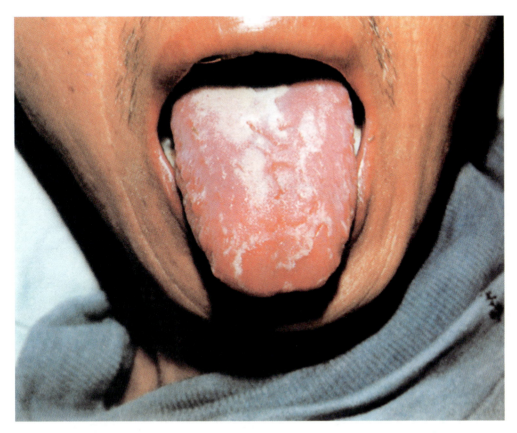

153. *Língua vermelha com revestimento transparente e destacado em forma de flor*

Aspecto lingual

- **Língua** – Vermelha, mole e viçosa.
- **Saburra** – Branca, espessa, de aspecto sujo e algumas vezes descama-se. Os locais descamados tornam-se lisos sem saburra ou apresentam uma coloração branca e transparente.

Principais etiopatogenias – Persistência de umidade-turva, depleção de *Yin* do coração, inatividade de *Yang* do aquecedor médio, ascensão (subida) de umidade ao segmento superior do corpo, acometimento de *Yin* por umidade-calor.

Diagnóstico – Deficiência de *Yin* com exacerbação do fogo, umidade-calor no aquecedor inferior.
Comumente vista em casos de hepatoma, doenças cardiovasculares e neurovasculares.

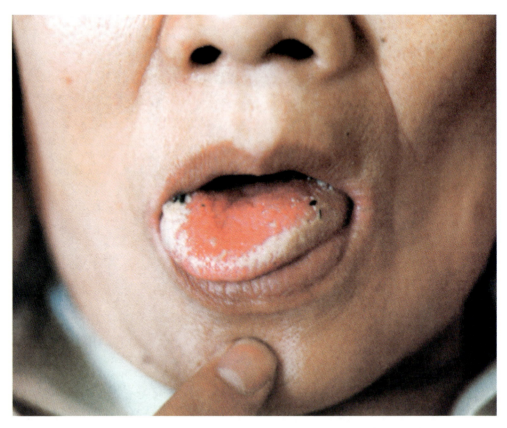

154. *Língua vermelha, magra, atrofiada e mole, com revestimento destacado e liso e com contorno da língua espessado e de aspecto flutuante (solto)*

Aspecto lingual

- **Língua** – Vermelha, magra, ressecada, atrofiada, mole e atônica (incapacidade de protrusão).
- **Saburra** – Lisa e descamada com fissuras na parte central, e aspecto de sujeira flutuante de coloração branco-amarelada nas bordas.

Principais etiopatogenias – Acometimento de *Yin* do estômago e dos rins, retenção de umidade-calor que ainda não se superficializou. Deficiência de *Yin* com exacerbação (hiperatividade) do fogo.

Diagnóstico – Mucosidade-turva que se converte em calor, esgotamento com debilidade de *Yin* do estômago (representa um quadro crítico).
Comumente vista em infarto agudo do miocárdio, distúrbios neurovasculares, etc.

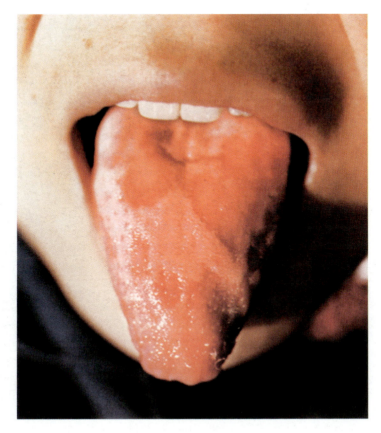

155. *Língua vermelha com revestimento destacado em forma de flor (língua geográfica)*

Aspecto lingual

- **Língua** – Vermelha.
- **Saburra** – Fina, branca, grande parte encontra-se descamada, quase não apresentando saburra; a superfície é brilhante, vermelha e a ponta é vermelha ou apresenta pontos vermelhos.

Principais etiopatogenias – Insuficiência de *Qi* e de *Yin* do estômago. Persistência da mucosidade-umidade, acometimento da energia verdadeira (resistência).

Diagnóstico – Debilidade de *Qi* do baço, deficiência de *Yin* do estômago. Comumente vista em casos de avitaminose e síndrome desnutricional.

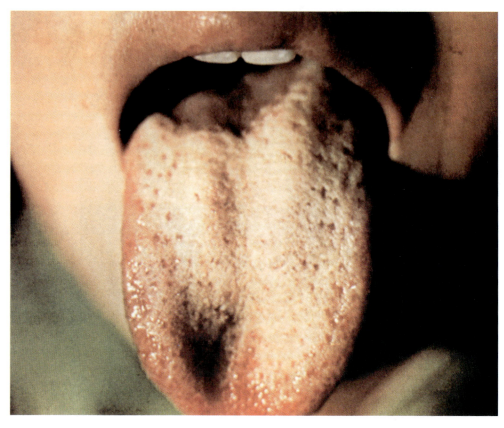

156. *Língua vermelha com pontos vermelhos e revestimento destacado e descamado*

Aspecto lingual

- **Língua** – Vermelha, sendo que na ponta o vermelho é mais acentuado. Nas bordas e na ponta apresenta inúmeros pontos vermelhos.
- **Saburra** – Branca, de aspecto sujo e ligeiramente amarelada. Na parte central é espessa, na ponta há pouco revestimento (saburra) e na raiz a maior parte apresenta-se descamada.

Principais etiopatogenias – Acometimento de *Qi* e de *Yin* do estômago, acometimento de *Yin* dos rins por calor perverso, acometimento de *Yin* pela retenção de umidade-calor no sangue.

Diagnóstico – Retenção de umidade que se converte em calor com acometimento de *Yin*.

Comumente vista em casos de febre reumática e estado febril associado a doenças consuntivas.

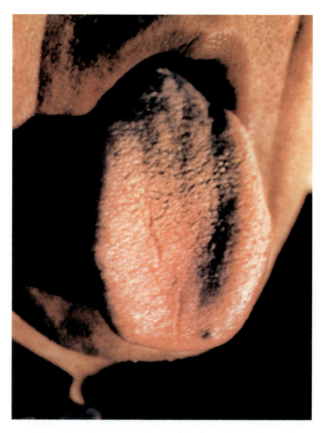

157. *Língua vermelha com revestimento branco e áspero*

Aspecto lingual

- **Língua** – Vermelho-escura com mancha hemorrágica na ponta.
- **Saburra** – Branca, espessa, seca, com fissuras e apresentando granulação áspera, rala e esparsa semelhante a grão de areia.

Principais etiopatogenias – Acometimento de essências corpóreas por calor intensamente exacerbado, acometimento de *Qi* por calor de verão, invasão do sistema *Yong* e de *Xue* pelo calor, associada a coágulos sangüíneos.

Diagnóstico – Acometimento dos canais energéticos por mucosidade-calor, asma brônquica com hemoptise.

Comumente vista em casos de bronquiolite crônica, pneumonia, afecções febris resultantes de doenças infecciosas, doenças cardíacas e insuficiências cardíacas.

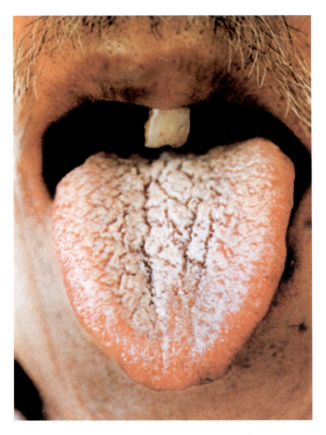

158. *Língua vermelha com revestimento branco deteriorado (putrefeito)*

Aspecto lingual

- **Língua** – Vermelha.
- **Saburra** – Branca, espessa, com granulação áspera e esparsa, dando aspecto de queijo de soja macerado cobrindo a superfície da língua. A superfície lingual não é escorregadia e também não é seca.

Principais etiopatogenias – Retenção interna de mucosidade-alimento, retenção alimentar de calor no estômago. Presença de abscesso e calor nocivo interno, ascensão da umidade-calor ao segmento superior do corpo.

Diagnóstico – Retenção de mucosidade-calor no estômago, estagnação de calor perverso, acometimento de *Yin* por umidade-calor nocivo.
Comumente vista em casos de peritonite, empiema e abscesso hepático.

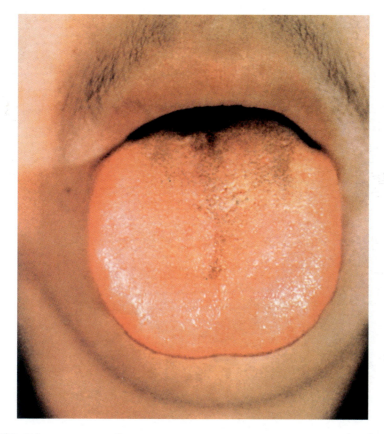

159. *Língua vermelho-escura com revestimento amarelo-claro*

Aspecto lingual

- **Língua** – Vermelho-escura, de tamanho aumentado, mole e com facetas dentárias.
- **Saburra** – Branca, espessa, com aspecto sujo, levemente amarelo-clara.

Principais etiopatogenias – Excesso (exacerbação) de vento-frio perverso, invasão (interiorização) de fator, com o mesmo situado no plano entre o meio interno do organismo. Síndrome exterior que se converte em calor com invasão no sistema *Yong*. Deficiência do baço com retenção da umidade que se converte em calor.

Diagnóstico – Deficiência de *Yang* do baço e dos rins, retenção da umidade-fluidos corpóreos.

Comumente vista em casos de insuficiência renal e nefrite crônica.

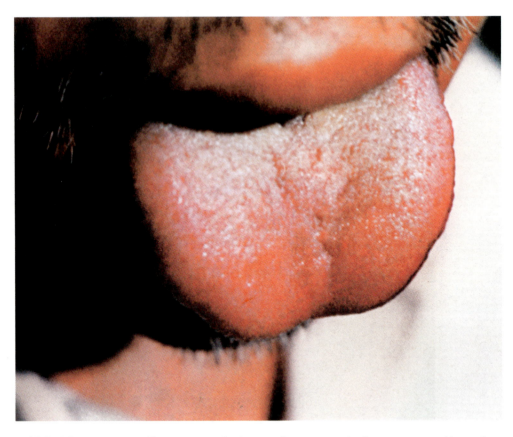

160. *Língua vermelho-escura de tamanho aumentado com revestimento branco, pegajoso e de coloração amarelo-clara*

Aspecto lingual

- **Língua** – Vermelho-escura, de tamanho aumentado com pontos vermelhos.
- **Saburra** – Branca, com aspecto sujo, levemente espessa e de coloração amarelo-clara.

Principais etiopatogenias – Conversão de fator perverso externo em calor que, a seguir, penetra no organismo, deficiência de *Yang* com retenção de umidade, ascensão com retenção de calor do sangue no segmento superior do corpo, ascensão de umidade-calor e mucosidade-fluidos corpóreos (*Tan-In*) ao segmento superior do corpo, intoxicação alcoólica.

Diagnóstico – Deficiência de *Yang* com retenção de fluidos corpóreos-umidade, estagnação de calor do sangue.
Comumente vista em casos de doenças cardíacas, insuficiência cardíaca ou afecções febris resultantes de doenças infecciosas.

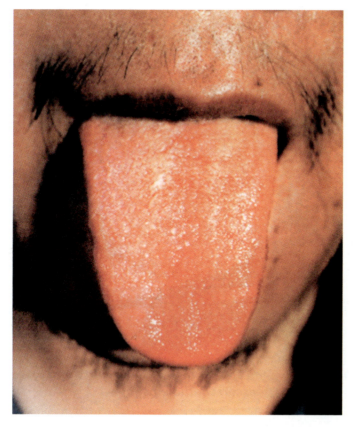

161. *Língua vermelha e magra, com revestimento amarelado nas duas laterais*

Aspecto lingual

- **Língua** – Vermelha, sendo mais evidente na ponta. Língua magra, fina e comprida.
- **Saburra** – Fina, branca com pouco revestimento na ponta; nas laterais, apresenta duas faixas de coloração amarelo-clara.

Principais etiopatogenias – Deficiências de *Qi* e de sangue, deficiência e *Yin* com exacerbação do fogo. Interiorização (invasão) de fator perverso superficial no organismo, retenção e persistência residual dos fatores perversos superficiais na parte externa do organismo. Retenção de calor no estômago e nos intestinos.

Diagnóstico – Deficiência do baço com debilidade dos rins, estagnação de fluidos corpóreos, descensão (descida) de umidade-calor ao segmento inferior do corpo (aquecedor inferior).
Comumente vista em casos de distúrbios hepáticos e renais (síndrome hepatorrenal) e doença neurovascular.

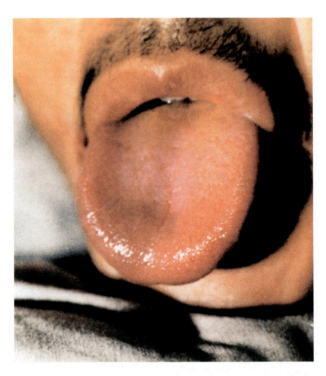

162. *Língua vermelha com revestimento amarelo esbranquiçado, escorregadio e pegajoso*

Aspecto lingual

- **Língua** – Vermelha, com fissura na zona central (distal).
- **Saburra** – Pouco revestimento nas bordas e na ponta. Na parte central é fina, branca, escorregadia, com aspecto sujo e levemente amarelo-claro. Na raiz, a coloração é amarela, aderente, pegajosa e de aspecto sujo.

Principais etiopatogenias – Conversão de síndrome exterior em calor, que, a seguir, penetra no organismo, calor no sistema *Yong*, acompanhado de síndrome de plenitude (maciça) do estômago, acometimento de *Yin* por umidade-calor situado no aquecedor inferior, recuperação de *Qi* do estômago.

Diagnóstico – Persistência de umidade-calor no aquecedor inferior, acometimento de *Yin* por calor do sistema *Yong* (de nutrição).

Este exemplo mostra o mesmo paciente da Figura 186, que apresenta síndrome de discrasia sangüínea devido à osteomielite (inflamação da medula óssea). Após tratamento, apresentou melhora do quadro clínico, mas a energia do estômago não foi recuperada totalmente, sem saburra que vai surgindo com o tempo. Porém, ainda há retenção e persistência de umidade-calor e fator perverso remanescente no aquecedor inferior.

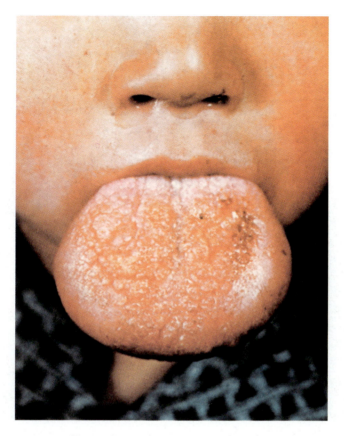

163. *Língua vermelha, edemaciada com revestimento amarelado nas pontas e branco na raiz*

Aspecto lingual

- **Língua** – Vermelha e de tamanho aumentado, impossibilitando manter a língua dentro da boca devido ao seu comprimento.
- **Saburra** – Amarela em forma de pétala na ponta e na parte central. Nas laterais e na raiz, a coloração é branca de aspecto sujo.

Principais etiopatogenias – Retenção interna de calor perverso, ascensão com retenção de calor do sangue no segmento superior do corpo. Exacerbação (hiperatividade cinética) de umidade nociva com valor localizado no aquecedor superior.

Diagnóstico – Exacerbação (hiperatividade cinética) de umidade nociva; ascensão com retenção de calor do sangue ao segmento superior do corpo.

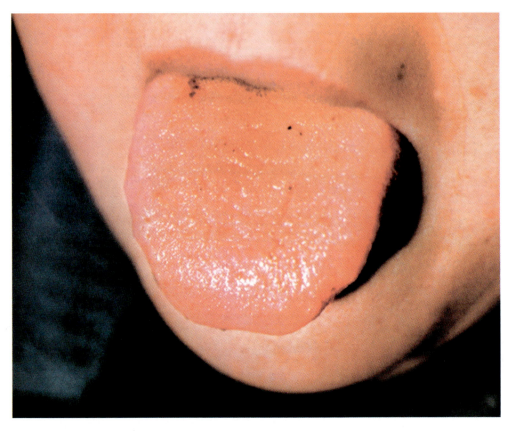

164. *Língua vermelha com facetas dentárias e revestimento fino, amarelo e seco*

Aspecto lingual

- **Língua** – Vermelha, de tamanho aumentado, mole e úmida. Nas bordas apresenta facetas dentárias.
- **Saburra** – Fina, amarelo-escura e seca.

Principais etiopatogenias – Interiorização (invasão) de calor perverso no organismo, síndrome interna com calor maciço, regressão do calor com acometimento de essências corpóreas acompanhada de deficiência de *Qi*.

Diagnóstico – Deficiências de *Qi* e de *Yin*, acometimento das essências corpóreas por secura-calor.
Comumente vista em casos de diabetes melito e afecções febris.

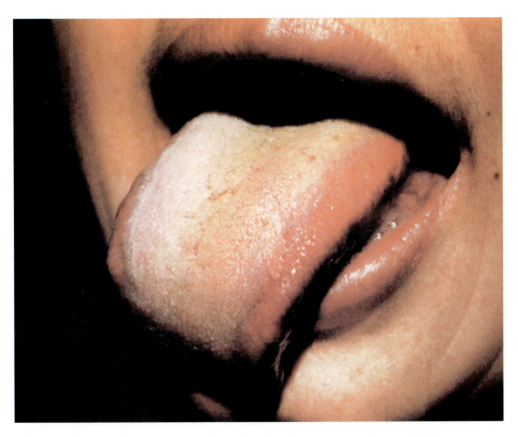

165. *Língua vermelha com revestimento parcialmente branco e parcialmente amarelo*

Aspecto lingual

- **Língua** – Vermelho-escura.
- **Saburra** – Espessa, de aspecto sujo sendo de coloração branca na metade direita e amarela na metade esquerda.

Principais etiopatogenias – Estagnação de calor no fígado e na vesícula biliar.
Diagnóstico – Presença de umidade-calor no fígado e na vesícula biliar.
Comumente vista em casos de menopausa (andropausa), glossite e infecção dos tratos biliares.

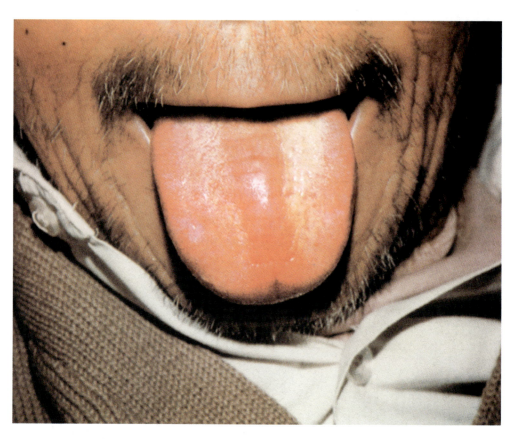

166. *Língua vermelha descamada no centro e com revestimento amarelo-claro*

Aspecto lingual

- **Língua** – Vermelha, de tamanho aumentado, mole e úmida. A parte central é descamada e lisa apresentando fissuras nas laterais.
- **Saburra** – Nas duas laterais, a coloração é branca e de aspecto sujo, tendendo à coloração amarelo-clara.

Principais etiopatogenias – Deficiência intrínseca (constitucional) de *Yin*, insuficiência de *Yin* do estômago. Insuficiência de *Qi* e de sangue, debilidade de *Qi* do aquecedor médio. Presença de umidade-calor no aquecedor superior e médio (toracoepigástrica) ou umidade-calor no fígado e na vesícula biliar.

Diagnóstico – Deficiência de *Yin* com persistência de mucosidade-turva no organismo.

Comumente vista em casos de câncer pulmonar e doenças consuntivas crônicas.

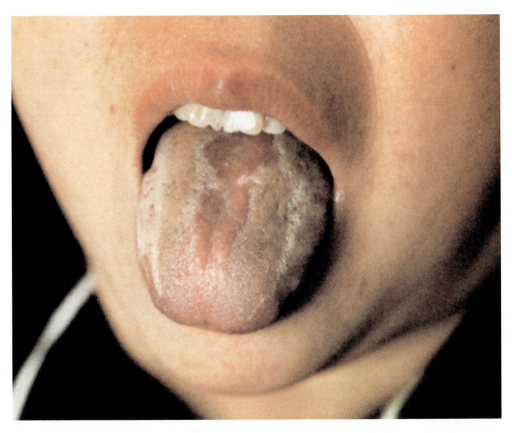

167. *Língua vermelha com descamação na parte central e com revestimento amarelo e pegajoso (saburra tipo coração de galinha)*

Aspecto lingual

- **Língua** – Vermelha com duas descamações na parte central, com formato de coração de galinha.
- **Saburra** – Espessa e suja nas laterais, branca, tendendo à coloração amarela.

Principais etiopatogenias – Acometimento de essência por umidade-calor, debilidade de *Qi* do aquecedor médio. Insuficiência de *Yin* e de *Qi* do estômago e dos rins.

Diagnóstico – Transformação de umidade-calor em secura com acometimento de *Yin*.
Comumente vista em casos de apendicite crônica, cardiopatias resultantes de doenças anêmicas e vaginite fúngica.

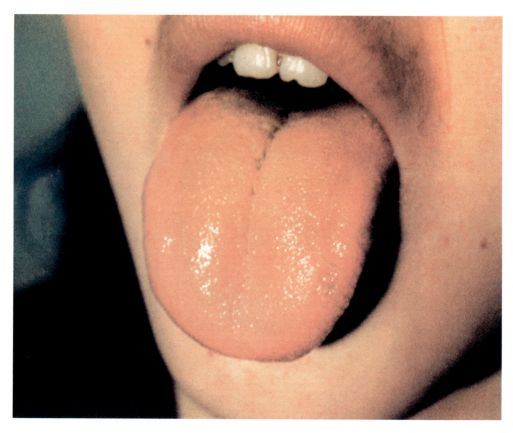

168. *Língua vermelha com revestimento fino, amarelo e úmido*

Aspecto lingual

- **Língua** – Vermelha.
- **Saburra** – Fina, amarelo-escura, as bordas e a ponta são úmidas, escorregadias e com pouco revestimento (saburra).

Principais etiopatogenias – Interiorização (invasão) recente de calor perverso no organismo, exacerbação de calor no sistema *Qi* (de energia), umidade-calor no aquecedor médio.

Diagnóstico – Retenção de umidade-calor no sangue.
Comumente vista em casos de artrite e afecções febris resultantes de doenças infecciosas.

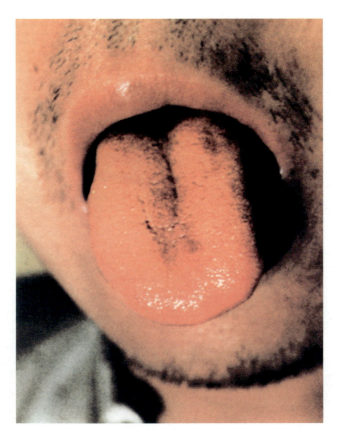

169. *Língua vermelha com revestimento amarelo, aderente e pegajoso*

Aspecto lingual

- **Língua** – Vermelha.
- **Saburra** – Amarelo-escura, possui granulação compacta, aderente e pegajosa (aderida como uma placa na superfície da língua).

Principais etiopatogenias – Umidade-calor associada à mucosidade-saliva, síndrome maciça dos órgãos *Fu* com mucosidade-calor.

Diagnóstico – Síndrome maciça dos órgãos *Fu* com retenção interna de mucosidade-calor.
Comumente vista em casos de doenças neurovasculares, afecções febris resultantes de doenças infecciosas.

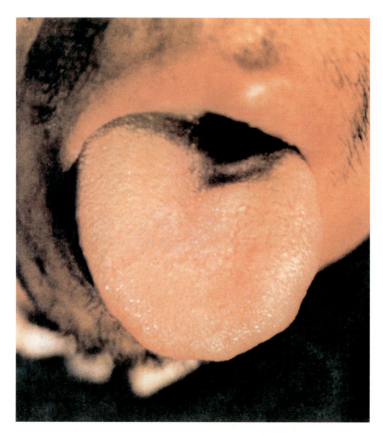

170. *Língua vermelha com desvio lateral e revestimento ondulado, amarelo e deteriorado (putrefeito)*

Aspecto lingual

- **Língua** – Ligeiramente vermelha, com desvio à esquerda, edemaciada, ondulada e proeminente na raiz.
- **Saburra** – Dentro da coloração branca apresenta locais de coloração amarelada, úmida e deteriorada, é semelhante ao queijo de soja fino macerado.

Principais etiopatogenias – Acometimento dos canais energéticos pelo vento perverso, doenças febris (infecciosas), calor nocivo, fator nocivo epidêmico (*Yili*), agressão pelo fatores patogênicos exógenos, com vento-frio que se converte em calor, calor maciço no estômago e nos intestinos, invasão do sangue pela umidade-calor.

Diagnóstico – Bloqueio dos canais energéticos pelo vento-mucosidade, a umidade nociva se converte em calor.

Comumente vista em casos de adenomegalia cervical e afecções febris resultantes de doenças infectocontagiosas.

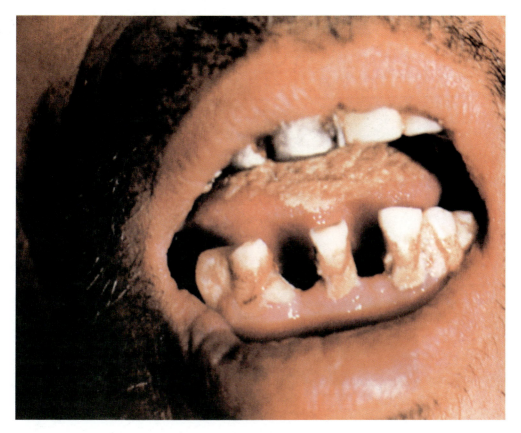

171. *Língua vermelha e curta com revestimento amarelo de aspecto sujo*

Aspecto lingual

- **Língua** – Vermelha, encurtada (curta e retraída).
- **Saburra** – Flutuante, amarela, esbranquiçada com aspecto sujo e seco.

Principais etiopatogenias – Aglutinação de calor no estômago e nos intestinos. Vento gerado pela secura-calor. Vento associado à mucosidade-calor. Deficiência consumada do estômago e dos rins, retenção e persistência de umidade calor.

Diagnóstico – Apoplexia (golpe pelo vento), deficiência de *Yi* com exacerbação de *Yang*, bloqueio dos canais energéticos pela mucosidade-turva, bloqueio de *Qi* dos órgãos *Fu* (oco).
Comumente vista em casos de doenças neurovasculares, etc.

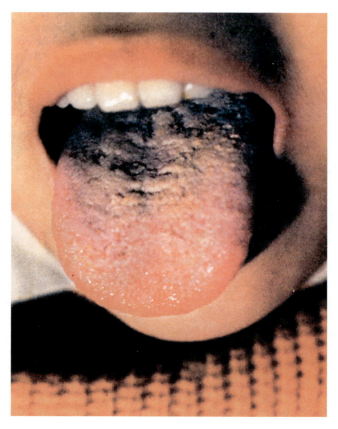

172. *Língua vermelha com revestimento amarelo deteriorado (putrefeito)*

Aspecto lingual

- **Língua** – Vermelho-viva como pontos vermelhos na parte central, de tamanho aumentado e envelhecida.
- **Saburra** – Transformando-se da coloração branca para a amarelo-acinzentada, espessa, como se queijo de soja macerado tivesse se acumulado com fissuras verticais e horizontais.

Principais etiopatogenias – Secura-calor no estômago e nos intestinos; após exoneração, ocorre regressão dos fatores perversos. Abscessos internos, exacerbação interna de umidade-calor e mucosidade-turva. Invasão do coração pelo fator nocivo epidêmico (*Yili*). Retenção de umidade-calor no sistema *Xue* (de sangue).

Diagnóstico – Abcessos intestinais, retenção de umidade-calor no sistema *Xue*.
Comumente vista em casos de apendicite, empiema e outras afecções febris.

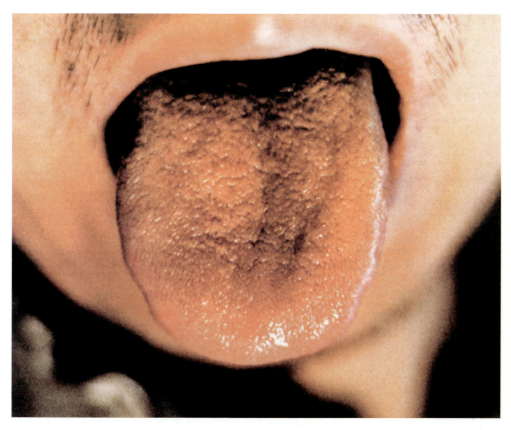

173. *Língua vermelho-escura com revestimento amarelo queimado, seco e com fissuras*

Aspecto lingual

- **Língua** – Vermelho-escura.
- **Saburra** – Espessa, de coloração amarelo-queimada, semelhante ao arroz queimado que fica no fundo da panela, seca e com fissuras.

Principais etiopatogenias – Calor maciço no canal *Yangming* com sintomas de quadro grave. Aglutinação de calor no estômago, retenção e estagnação de *Qi* e de sangue.

Diagnóstico – Apoplexia (acometimento pelo golpe do vento), aglutinação de calor no estômago e nos intestinos, bloqueio de *Qi* dos órgãos *Fu*.
Comumente vista em casos de doenças neurovasculares e afecções febris resultantes de doenças infecciosas.

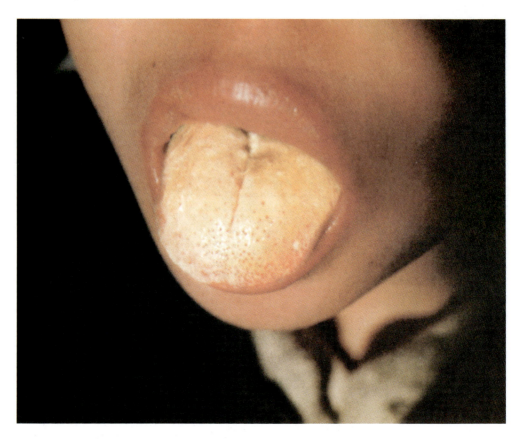

174. *Língua com pontos vermelhos e com revestimento amarelo-esbranquiçado e aspecto de pó acumulado*

Aspecto lingual

- **Língua** – Vermelha com pontos vermelhos.
- **Saburra** – Espessa e espalhada em toda a superfície da língua, como se estivesse coberta por pó de arroz de coloração amarelo-esbranquiçada.

Principais etiopatogenias – Exteriorização do calor perverso para os canais energéticos, exacerbação interna de fator perverso nocivo, estagnação de calor no triplo aquecedor, presença de calor no sangue e retenção de umidade nociva no organismo.

Diagnóstico – Calor no sangue e retenção de umidade nociva no organismo.
Comumente vista em casos de amigdalite supurada, alergia medicamentosa e doenças infectocontagiosas agudas.

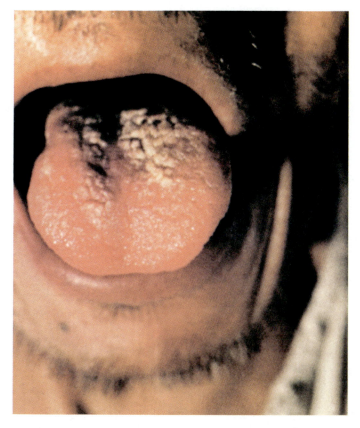

175. *Língua vermelha com revestimento amarelo*

Aspecto lingual

- **Língua** – Vermelha, envelhecida, de tamanho aumentado.
- **Saburra** – Espessa, amarelo-escura e dividida por várias fissuras secas, com descamações que apresentam novas saburras.

Principais etiopatogenias – Aglutinação de calor no estômago e nos intestinos, acometimento de *Yin* pela secura aglutinada, deficiência de energia verdadeira com persistência de umidade-calor.

Diagnóstico – Acometimento de *Yin* pela aglutinação de calor no estômago e nos intestinos.
Comumente vista em casos de obstrução intestinal, disfunção digestiva resultante de lesão interna, febre e desidratação, etc.

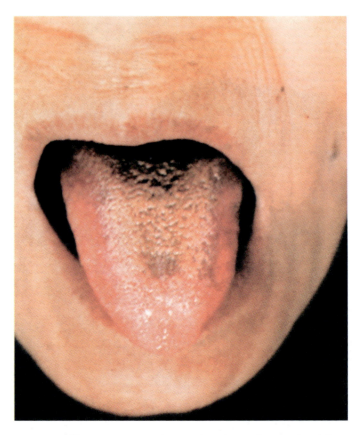

176. *Língua vermelha com revestimento amarelo queimado e coloração acinzentada na raiz*

Aspecto lingual

- **Língua** – Vermelho-escura com aspecto sujo.
- **Saburra** – Amarelo-queimada, espessa, seca e com fissuras. Na raiz da língua, a saburra é cinza-escura.

Principais etiopatogenias – Aglutinação de calor no estômago e nos intestinos, estagnação e retenção de *Qi* e de sangue. Acometimento de *Yin* pelo calor maciço no triplo aquecedor.

Diagnóstico – Calor no estômago e aglutinação de mucosidade no organismo.
Comumente vista em casos de afecções febris resultantes de infecção pulmonar.

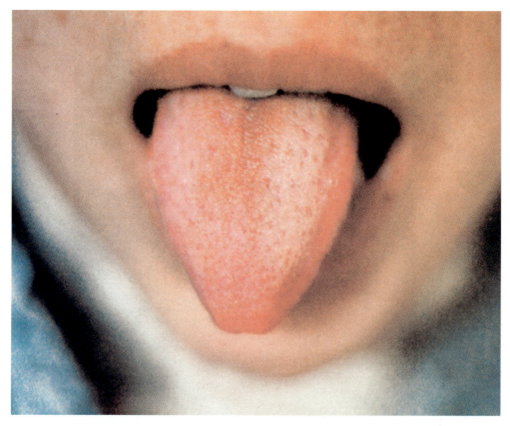

177. *Língua vermelha com revestimento fino, branco, acinzentado e seco*

Aspecto lingual

- **Língua** – Vermelha e roxa com pontos vermelhos.
- **Saburra** – Fina, seca, com coloração branca, tornando-se cinza-amarelada; nesta superfície, apresenta-se também a coloração preta.

Principais etiopatogenias – Interiorização (invasão) progressiva de fator nocivo epidêmico no organismo. Invasão pelo frio-umidade que se converte em calor ao penetrar no organismo.

Diagnóstico – Invasão pelos fatores perversos superficiais que se convertem em calor ao penetrarem no interior do organismo.
Comumente vista em casos de afecções febris resultantes de doenças infecciosas.

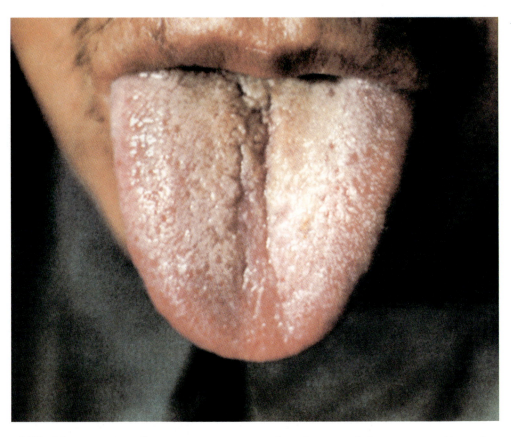

178. *Língua vermelho-escura com manchas hemorrágicas e revestimento cinza e pegajoso numa das laterais*

Aspecto lingual

- **Língua** – Vermelho-escura com manchas hemorrágicas de coloração azul-arroxeada e pontos vermelhos.
- **Saburra** – Rala, com aspecto sujo, transformando-se da coloração branca para a cinza-amarelada; na lateral esquerda, a língua ainda apresenta a coloração branca.

Principais etiopatogenias – Inatividade de *Yang* do estômago, retenção e "congelamento" do frio-umidade. Umidade-calor no fígado e na vesícula biliar, estagnação de *Qi* com estase sangüínea.

Diagnóstico – Retenção de mucosidade-umidade nos canais do *Yin*, descensão (descida) de umidade-calor no segmento inferior do organismo (aquecedor inferior).

Comumente vista em casos de doenças neurovasculares e cardiovasculares, como trombose cerebral, etc.

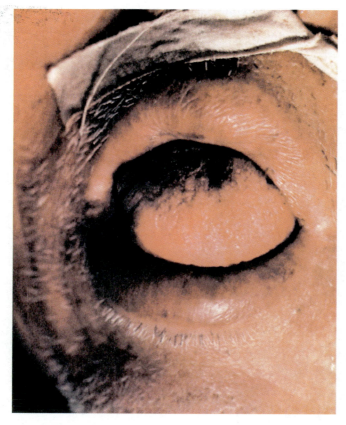

179. *Língua vermelha, atrofiada e mole com revestimento fino e acinzentado*

Aspecto lingual

- **Língua** – Vermelha, de tamanho aumentado, mole, atônica e impossibilitada de se projetar para fora da boca.
- **Saburra** – Fina, seca, com fissuras, apresentando uma coloração turva (amarelo-escura).

Principais etiopatogenias – Aglutinação de umidade com alimentos acompanhada de estagnação de calor no aquecedor médio, acometimento de *Yin* pela febre alta. Depleção de *Qi* e de *Yin*. Deficiência de *Yin* com exacerbação do fogo. Bloqueio dos canais energéticos pela mucosidade-fogo acompanhada de agressão pelo vento (apoplexia).

Diagnóstico – Bloqueio dos canais energéticos pelo vento-mucosidade, bloqueio da mente devido à obstrução do canal do coração, síndrome maciça (plenitude) dos órgãos *Fu* acompanhada de calor interno.

Comumente vista em casos de cardiopatias resultantes de doenças cardíacas e acidente vascular cerebral.

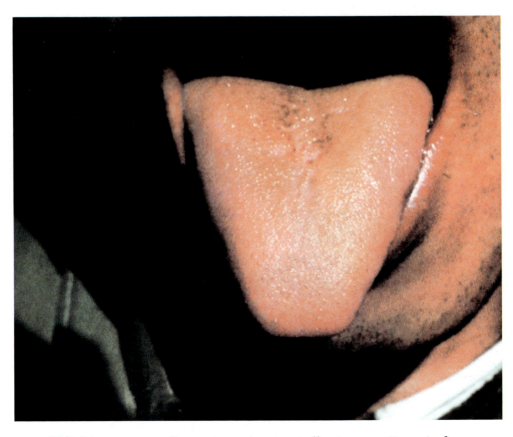

180. *Língua vermelha com pontos vermelhos e revestimento fino, de coloração cinza na raiz*

Aspecto lingual

- **Língua** – Vermelha e com pontos vermelhos na ponta.
- **Saburra** – Extremamente fina, de coloração amarelo-clara. A parte central e a raiz em mutação de cores de amarela para cinza-escura.

Principais etiopatogenias – Umidade-calor no baço e no estômago, invasão do coração pelo calor nocivo, invasão do sistema *Yong* e *Xue* pela umidade-calor.

Diagnóstico – Umidade-calor no aquecedor médio.

Comumente vista em casos de colangite e gastrite superficial na região pilórica, etc.

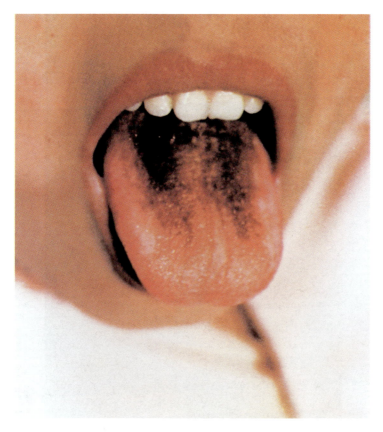

181. *Língua vermelha com revestimento preto nas duas laterais*

Aspecto lingual

- **Língua** – Vermelho-arroxeada, com pontos vermelhos na ponta.
- **Saburra** – Branca, escorregadia e úmida, com duas faixas grossas de aspecto sujo e de coloração cinza-escura.

Principais etiopatogenias – Frio-umidade no aquecedor médio, calor maciço no baço e no estômago, retenção de umidade-calor no sangue, invasão do coração pelo calor nocivo.

Diagnóstico – Umidade-calor no aquecedor inferior, síndrome de *Lin* (termo utilizado em medicina chinesa para se referir a uropatias, com infecções do rim, trato geniturinário e cálculos urinários, etc.).
Comumente vista em casos de infecções geniturinárias e doenças infectocontagiosas, etc.

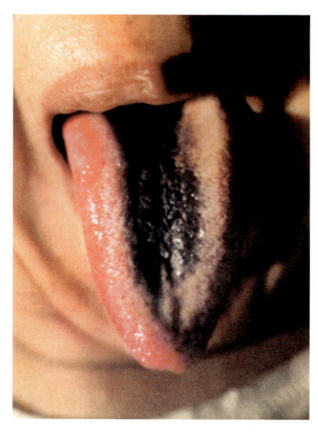

182. *Língua vermelha com revestimento preto e pegajoso*

Aspecto lingual

- **Língua** – Vermelha, mole e úmida, com pontos pretos na ponta.
- **Saburra** – Espessa, de aspecto sujo, com bordas brancas e parte central preta.

Principais etiopatogenias – Frio interno e calor externo. Presença de umidade-calor resultante de invasão pelos fatores patogênicos exógenos, estagnação interna de frio (resultante da ingestão exagerada de alimentos gelados, mal cozidos ou crus). Calor no fígado, frio no estômago. Síndrome maciça interna com retenção de umidade-calor.

Diagnóstico – Deficiência de *Yang* do baço e dos rins, retenção interna de umidade-calor, ascensão (subida) de falso *Yang* ao segmento superior do corpo.

Comumente vista em casos de síndrome urêmica resultante de insuficiência renal crônica.

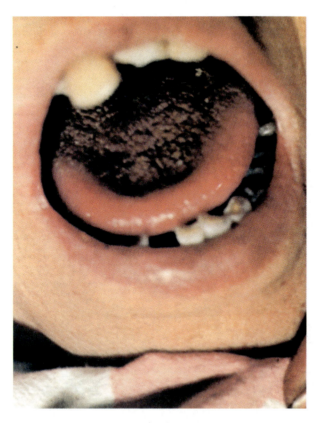

183. *Língua vermelha, viçosa e rígida com revestimento de aspecto de molho de soja embolorado*

Aspecto lingual

- **Língua** – Vermelho-viva, descamada nas bordas e na ponta, impossibilitada de se projetar para fora da boca (aspecto de prancha).
- **Saburra** – Semelhante ao queijo de soja macerado, seca e com fissuras. Apresenta uma coloração amarelada, com tonalidade vermelha ou negra, tornando-se uma cor amarelo-escura (queimada) e dando aspecto de molho de soja embolorado.

Principais etiopatogenias – Aglutinação da umidade-calor com alimentos por retenção prolongada no interior do organismo. Agressão dos órgãos *Zang* (maciço) e *Fu* (oco) pelo vento, calor maciço nos órgãos *Zang* e *Fu*. Invasão do pericárdio pelo calor, acometimento de essências corpóreas pelo calor elevado.

Diagnóstico – Apoplexia, insuficiência de *Yin* do fígado, síndrome maciça dos órgãos *Fu* com retenção interna de mucosidade-calor.

Comumente vista em casos de doenças neurovasculares e doenças do sistema nervoso.

Parte V

Língua vermelho-escura e sua análise

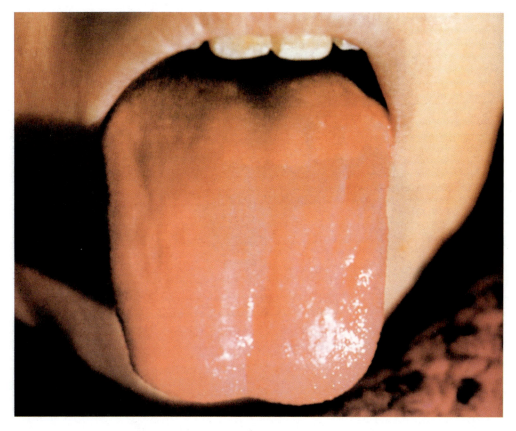

184. *Língua vermelho-escura e brilhante*

Aspecto lingual

- **Língua** – Vermelho-escura com pontos vermelhos na ponta. Mole e viçosa.
- **Saburra** – Superfície lisa, escorregadia e brilhante. Sem saburra.

Principais etiopatogenias – Invasão do sistema *Xue* pelo calor, deficiência de *Yin* do estômago e dos rins.

Diagnóstico – Agressão pelos fatores patogênicos exógenos com conversão de vento frio em calor que, a seguir, penetra no organismo e acomete o *Yin*.
 Comumente vista em casos de gripe, resfriado comum (doença do aparelho respiratório atribuída à infecção por vírus) e afecções febris resultantes de doenças infecciosas.

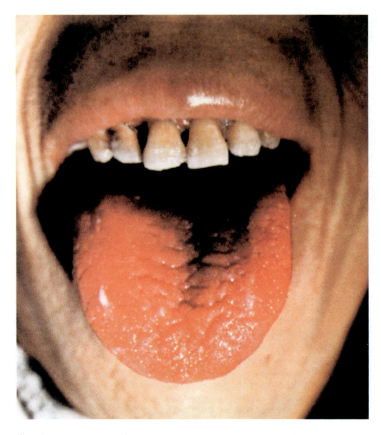

185. *Língua vermelho-escura sem revestimento, com pregas transversais em relevo*

Aspecto lingual

- **Língua** – Vermelho-escura com pontos vermelhos, de tamanho aumentado e viçosa.
- **Saburra** – Superfície lingual seca e sem saburra.

Principais etiopatogenias – Acometimento de *Yin* por calor no sistema *Yong*, deficiência com exacerbação de *Yin* com exacerbação do fogo, exacerbação de fogo do coração, acometimento de *Yin* do estômago pelo calor.

Diagnóstico – Umidade-calor no fígado e na vesícula biliar que se converte em secura e acomete o *Yin*, deficiência excessiva de *Yin* do estômago.
Comumente vista em casos de colangite e litíase biliar.

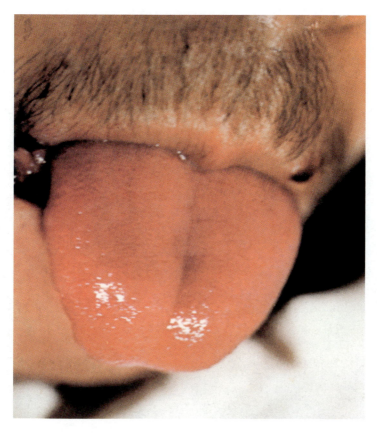

186. *Língua vermelho-escura, edemaciada com revestimento transparente*

Aspecto lingual

- **Língua** – Vermelha, tendendo a escurecer, com pontos vermelhos na ponta. Apresenta-se edemaciada, com pequenas fissuras na superfície.
- **Saburra** – Branca, macia como se estivesse flutuando, apesar de aparentar não possuir saburra, a possui. E sua coloração é transparente.

Principais etiopatogenias – Estagnação de calor no sistema *Yong* e *Xue*, acometimento de *Yin* por febre elevada Deficiência do baço e do estômago, ascensão (subida) de umidade-*Qi* à superfície externa do segmento superior do corpo.

Diagnóstico – Retenção com aglutinação de umidade-calor que se converte em calor com acometimento de *Yin* do organismo, também acomete o *Qi* do baço.
Comumente vista em casos de síndrome infecciosa severa, toxêmica e septicêmica, etc.

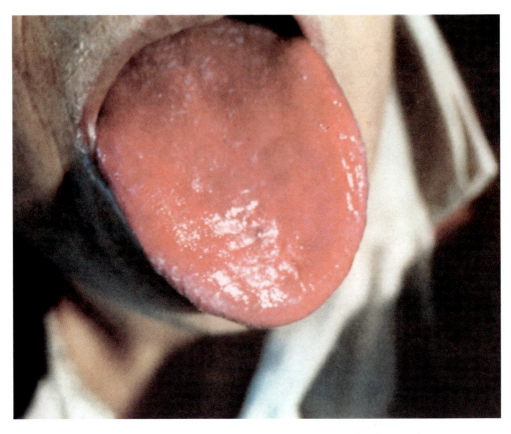

187. *Língua vermelho-escura, fina com revestimento transparente*

Aspecto lingual

- **Língua** – Vermelho-escura, magra, fina e com pregas transversais.
- **Saburra** – Lisa, escorregadia e descamada, dando o aspecto de neoformação de saburras brancas e transparentes.

Principais etiopatogenias – Depleção de *Yin* do estômago e dos rins, deficiência de *Yin* com exacerbação do fogo. Acometimento de *Qi* e de *Yin*, calor perverso em estado de ebulição (hiperatividade cinética); no entanto, com ascensão (subida) de umidade-*Qi* ao segmento superior do corpo.

Diagnóstico – Deficiência de *Yin* com exacerbação de fogo, acometimento de *Qi* e de *Yin*.
Comumente vista em casos de doenças infecciosas, como pneumonia, etc.

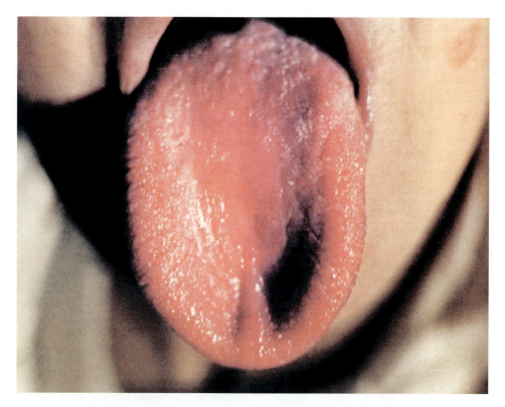

188. *Língua vermelho-escura com fissuras e pontos vermelhos e revestimento destacado (descamado) na parte central*

Aspecto lingual

- **Língua** – Vermelho-escura, envelhecida, com pequenas fissuras de aspecto radiado nas laterais e pontos vermelhos proeminentes especialmente na raiz da língua.
- **Saburra** – No lado direito, apresenta um pouco de revestimento fino e branco, mas, na parte central e na raiz, não há revestimento, tornando-a lisa, brilhante e seca.

Principais etiopatogenias – Invasão do sistema *Yong* (nutrição) e do *Xue* (sangue) pelo calor, acometimento de *Qi* e de *Yin*. Deficiência de *Yin* com exacerbação do fogo, invasão do coração pelo calor perverso. Esgotamento de *Qi* e de *Yin* do estômago e dos rins. Conversão de umidade-calor retida no sistema *Xue* (de sangue) em calor.

Diagnóstico – Retenção de mucosidade-calor no pulmão, acometimento do *Qi* e de *Yin*.
Comumente vista em casos de síndrome infecciosa severa, doença do sistema digestivo, etc.

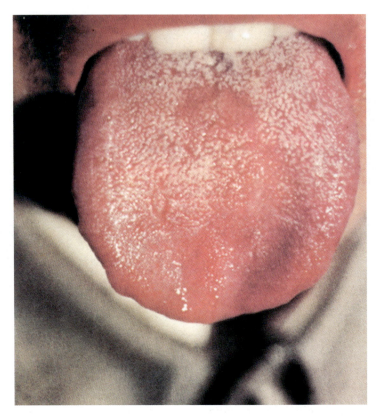

189. *Língua vermelho-escura, arroxeada com facetas dentárias e com revestimento destacado (descamado)*

Aspecto lingual

- **Língua** – Vermelho-escura arroxeada, de tamanho aumentado com facetas dentárias.
- **Saburra** – Fina, branca, granulada e áspera. Apesar da ponta e da parte central parecer descamada, nesta região existe granulação nova.

Principais etiopatogenias – Acometimento de *Qi* e de essências corpóreas por calor intensamente exacerbado, descontinuidade circulatória de *Qi* e de sangue resultante de doenças crônicas (prolongadas), retenção de umidade-calor no sangue com bloqueio da ascensão (subida) de essência corpórea ao segmento superior do corpo, presença de calor no sangue; no entanto, há estagnação e retenção de *Qi* e de sangue.

Diagnóstico – Estase sangüínea devido à retenção e aglutinação de mucosidade-*Qi* nos canais do fígado.
Comumente vista em casos de afecções febris na fase tardia resultante de doenças infecciosas; hepatite crônica agudizada, tumores, etc.

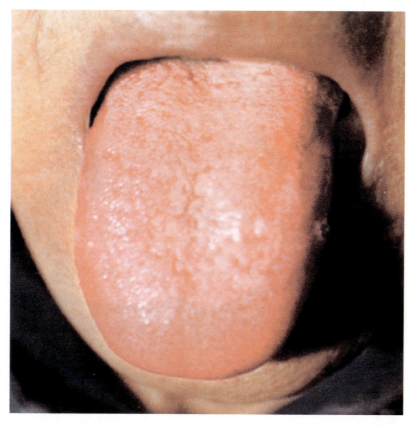

190. *Língua vermelho-escura com revestimento branco e pegajoso*

Aspecto lingual

- **Língua** – Vermelho-escura, de tamanho aumentado, mole e viçosa.
- **Saburra** – Branca, espessa, de aspecto sujo, com tendência a se espalhar.

Principais etiopatogenias – Deficiência de *Yin* acompanhada de umidade. Inatividade de *Yang* do estômago, estagnação interna de fluidos corpóreos-umidade. Bloqueio interno de umidade com calor no sistema *Yong*.

Diagnóstico – Bloqueio interno pela mucosidade-umidade que se converte em calor por retenção prolongada.
Comumente vista em casos de doenças cardíacas, insuficiências cardíacas, enfisema (DPOC) e bronquiolite, etc.

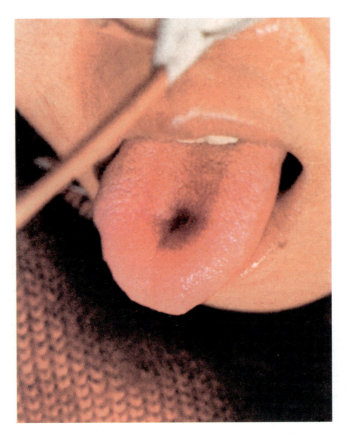

191. *Língua vermelho-escura, arroxeada com revestimento branco-amarelado, escorregadio e úmido*

Aspecto lingual

- **Língua** – Vermelho-escura e com tonalidade arroxeada, sem brilho.
- **Saburra** – A coloração é branca se transformando em amarelo-clara, lisa, escorregadia, e de aspecto sujo e úmido.

Principais etiopatogenias – Agressão pelos fatores patogênicos exógenos, com retenção de frio-umidade que se converte em calor, ascensão de fluidos corpóreos-*Qi* ao segmento superior do corpo, calor no sistema *Yong* (de nutrição) com excesso de umidade no organismo, retenção de frio e estagnação de *Yang*, bloqueio e retenção de mucosidade-fluidos corpóreos.

Diagnóstico – Inatividade de *Yang* torácico (aquecedor superior), bloqueio e retenção de fluidos corpóreos.
Comumente vista em casos de doenças cardiovasculares, como infarto agudo do miocárdio, etc.

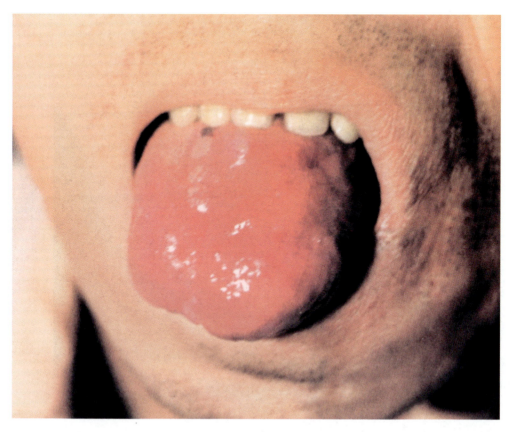

192. *Língua vermelho-escura, ondulada e edemaciada, com revestimento amarelo, de aspecto sujo e flutuante (solto)*

Aspecto lingual

- **Língua** – Vermelho-escura, ondulada e edemaciada, com pequenas manchas hemorrágicas de coloração roxa em algumas pequenas áreas.
- **Saburra** – Em pouca quantidade, fina, amarela, flutuante e situada no lado direito.

Principais etiopatogenias – Ascensão (subida) de umidade-calor e mucosidade-umidade ao segmento superior do corpo, calor nocivo acompanhado de estagnação de *Qi* e estase sangüínea.

Diagnóstico – Retenção de umidade calor com estase sangüínea.
Comumente vista em casos de hemangioma lingual e facial e outras doenças tumorais, etc.

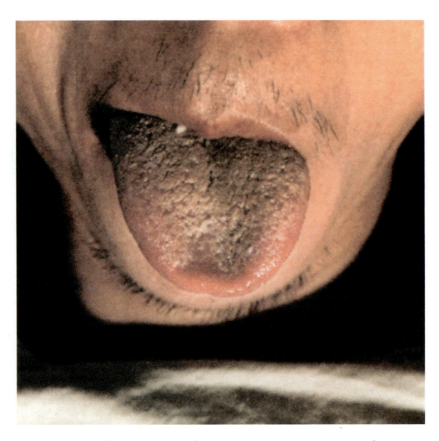

193. *Língua vermelha e escurecida com revestimento amarelo-queimado e com fissuras*

Aspecto lingual

- **Língua** – Vermelho-escura, fina e magra.
- **Saburra** – Amarelo-queimada, espessa, seca e com fissuras.

Principais etiopatogenias – Síndrome de calor maciço severo (quadro grave) acometimento de *Yin* por calor intensamente exacerbado.

Diagnóstico – Entrecruzamento e bloqueio da mucosidade-calor, aglutinação de secura no estômago e nos intestinos.

Comumente vista em casos de doenças neurovasculares, como acidente vascular cerebral e afecções febris.

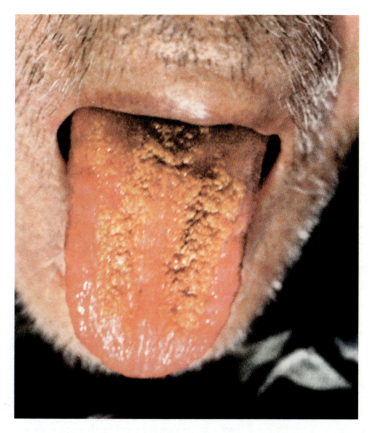

194. *Língua vermelho-escura, magra e fina com revestimento amarelo, de aspecto sujo e flutuante (solto)*

Aspecto lingual

- **Língua** – Vermelho-escura, magra, fina e comprida.
- **Saburra** – Coloração amarelo-queimada, espessa, seca, com fissuras em duas faixas com aspecto de sujeira. As demais partes apresentam-se descamadas.

Principais etiopatogenias – Deficiência de *Yin* com exacerbação do fogo, aglutinação de calor no estômago e nos intestinos, síndrome de calor maciço severo (quadro grave).

Diagnóstico – Aglutinação de calor no estômago e nos intestinos com acometimento de *Yin*.

Comumente vista em casos de febre resultante de doença infecciosa severa, desidratação, síndromes toxêmica e septicêmica.

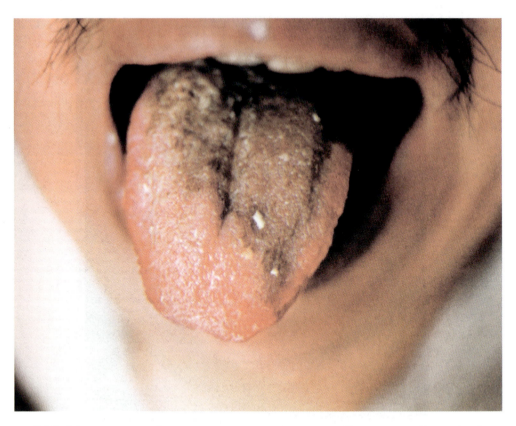

195. *Língua vermelho-escura com pontos vermelhos e revestimento de coloração cinza-escura, de aspecto sujo e pegajoso*

Aspecto lingual

- **Língua** – Vermelho-escura, envelhecida com pontos vermelhos na ponta.
- **Saburra** – Fina com mudança de coloração do cinza para o branco. A raiz apresenta um aspecto sujo e pegajoso, de coloração cinza-escura.

Principais etiopatogenias – Excesso (abundância) de calor no triplo aquecedor, invasão do coração pelo calor nocivo, estagnação de umidade-calor no sistema *Xue*.

Diagnóstico – Perturbação do segmento superior do corpo resultante da ascensão (subida) do calor, síndrome maciça dos órgãos *Fu* com retenção interna da mucosidade-calor, após exoneração progressiva dos fatores perversos.

Este exemplo representa o mesmo paciente da Figura 193, apresentando o diagnóstico de acidente vascular cerebral. Após o tratamento, utilizando-se o método de eliminação de calor interno, há modificação da cor da saburra, isto é, torna-se menos escura.

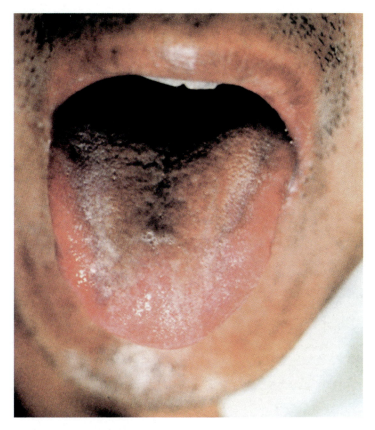

196. *Língua vermelho-escura com revestimento tipo bolor, escorregadio e úmido*

Aspecto lingual

- **Língua** – Vermelho-escura, mole e viçosa (tenra).
- **Saburra** – Espessa, de aspecto sujo, escorregadia e úmida. A área vermelha da saburra está mesclada de tons pretos e amarelos, assemelhando-se ao bolor encontrado na pasta de soja.

Principais etiopatogenias – Retenção prolongada da umidade-calor que, a seguir, penetra no sistema *Yong* e *Xue*. Presença de frio interno e calor externo, calor no fígado e na vesícula biliar, frio no estômago e nos intestinos.

Diagnóstico – Invasão pela umidade e fator febril-calor no sistema *Yong* e *Xue*.
Comumente vista em casos de hepatoma e afecções febris severas.

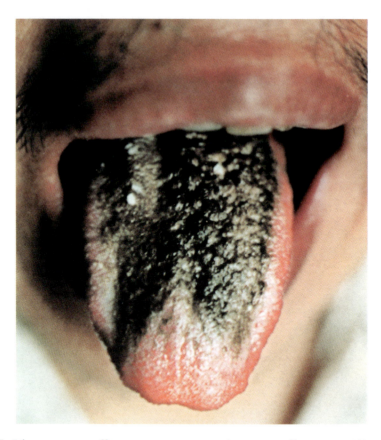

197. *Língua vermelho-escura com pontos vermelhos, revestimento áspero de coloração preto-esverdeada e fissurada*

Aspecto lingual

- **Língua** – Vermelho-escura com pontos vermelhos.
- **Saburra** – Toda a superfície apresenta uma coloração preto-esverdeada, áspera e espessa; apresenta depósito em placa e fissuras.

Principais etiopatogenias – Retenção interna de calor nocivo com síndrome maciça interna, retenção de umidade calor no sangue, invasão do coração pelo calor nocivo.

Diagnóstico – Perturbação do segmento superior do corpo resultante da ascensão (subida) do vento-mucosidade, síndrome maciça dos órgãos *Fu* com retenção interna da mucosidade calor.

Este exemplo mostra o mesmo paciente da Figura 195, como acidente vascular cerebral, antes do tratamento.

Parte VI

Língua roxo-azulada e sua análise

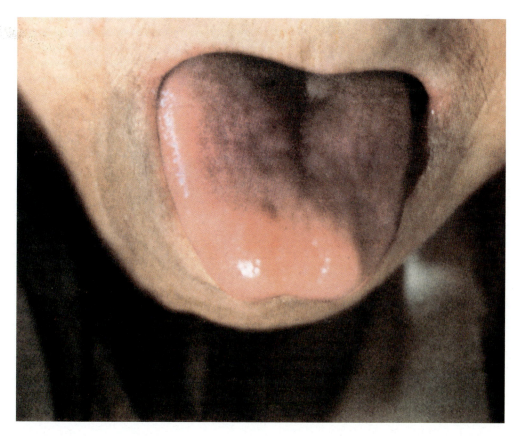

198. *Língua vermelho-escura, arroxeada, aumentada, viçosa, lisa e brilhante*

Aspecto lingual

- **Língua** – Vermelho-escura arroxeada tendendo a escurecer, de tamanho aumentado, viçosa, mole e úmida.
- **Saburra** – Superfície lisa e brilhante. Sem saburra.

Principais etiopatogenias – Invasão do sistema *Yong* e *Xue* pelo calor, acometimento de *Qi* e de essências corpóreas, acometimento de *Yin* por calor intensamente exacerbado, estagnação e retenção de *Qi* e de sangue.

Diagnóstico – Invasão do sistema *Xue* pelo calor perverso acometendo o fígado e os rins.

Comumente vista em casos de febre alta resultante de doenças pulmonares, desidratação, envenenamento.

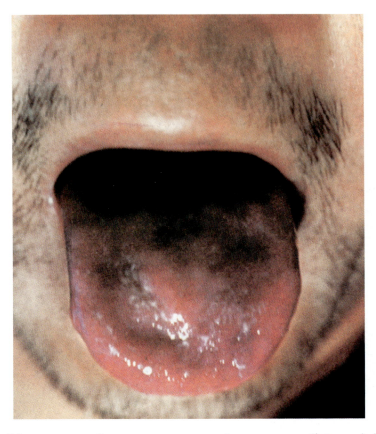

199. *Língua vermelho-escura, arroxeada com superfície ondulada, com revestimento descamado e brilhante*

Aspecto lingual

- **Língua** – Vermelho-escura, arroxeada (cianótica) tendendo a escurecer com superfície ondulada.
- **Saburra** – Pouca saburra, de aspecto macio e suja. Na maioria das partes da língua, a superfície é lisa e descamada (destacada).

Principais etiopatogenias – Acometimento de *Yin* por calor nocivo, estagnação e retenção de *Qi* e de sangue, invasão do sistema *Yong* e *Xue* pelo calor acometendo o fígado e os rins.

Diagnóstico – Bloqueio dos canais energéticos e acometimento de *Yin* pela mucosidade-calor.

Comumente vista em casos de febre resultante de síndromes neoplásticas e doenças neurovasculares, etc.

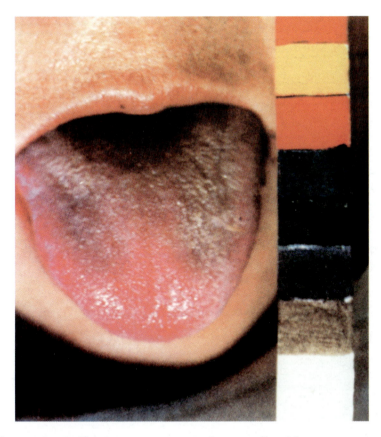

200. *Língua vermelho-escura, arroxeada, envelhecida, com revestimento transparente e de coloração acinzentada na raiz*

Aspecto lingual

- **Língua** – Vermelho-escura, arroxeada e envelhecida.
- **Saburra** – Superfície, fina, branca (apesar de se assemelhar a saburra, esta não é saburra), de coloração transparente, lisa, brilhante e úmida. A raiz apresenta saburra preta de aspecto sujo e espesso.

Principais etiopatogenias – Estagnação de frio e retenção de umidade, ascensão (subida) de fluidos corpóreos-*Qi* ao segmento superior do corpo. Retenção de umidade nos vasos sangüíneos (*Xue-Mai*), ascensão (subida) de calor do sistema *Yong* ao segmento superior do corpo.

Diagnóstico – Deficiência de *Yang* com estagnação de fluidos corpóreos, perturbação do segmento superior do corpo resultante da ascensão (subida) do calor. Comumente vista em casos de doenças cardiorrespiratórias, infecção pulmonar, insuficiência cardíaca, etc.

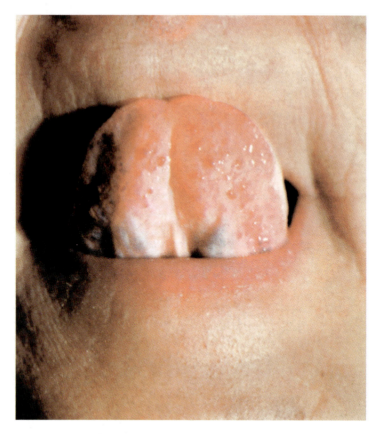

201. *Parte inferior da língua com veia azul-violeta*

Aspecto lingual

- **Língua** – Parte inferior da língua com bolhas de cor arroxeada e veias de coloração roxa. As veias apresentam-se azuladas e túrgidas.

    Principais etiopatogenias – Coagulação sangüínea/estase sangüínea.

    Diagnóstico – Bloqueio e estase sangüínea no coração.

Comumente vista em casos de *angina pectoris*, cardiopatias resultantes de doenças anêmicas.

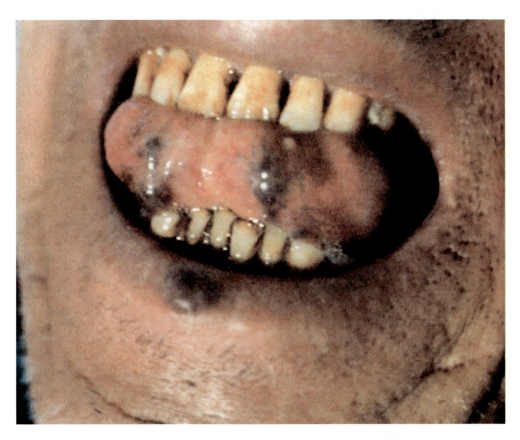

202. *Parte inferior da língua com veia azul*

Aspecto lingual

- **Língua** – Veias túrgidas encontradas na parte inferior da língua, apresentando-se na coloração azul-escura. A língua apresenta coloração azul-escura.

    Principais etiopatogenias – Coagulação sangüínea/estase sangüínea.

    Diagnóstico – Obstrução pulmonar pela mucosidade-turva, estagnação de *Qi* e estase sangüínea.
    Comumente vista em casos de bronquiolite crônica senil, bronquiolite e doenças cardiorrespiratórias.

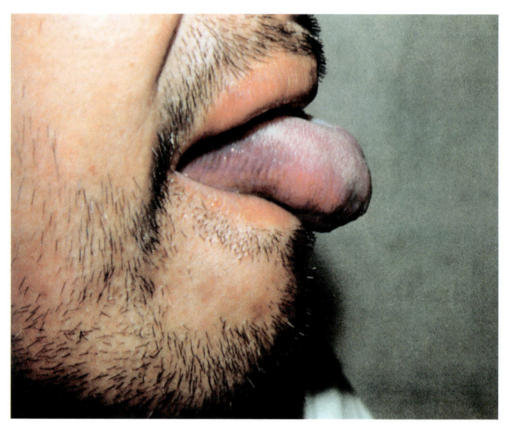

203. *Língua vermelho-clara com manchas roxas e revestimento fino, branco e úmido*

Aspecto lingual

- **Língua** – Apresenta nítida mancha azul arroxeada nas bordas e na ponta da língua.
- **Saburra** – Fina, branca e úmida.

Principais etiopatogenias – Bloqueio e retenção de frio-umidade, estagnação de *Qi* e de sangue, estase sangüínea no coração e no fígado.

Diagnóstico – Estagnação de *Qi* no fígado. Bloqueio pulmonar pela coagulação sangüínea.

Comumente vista em casos de câncer pulmonar, hepatoma e cardiopatia resultante de doenças anêmicas.

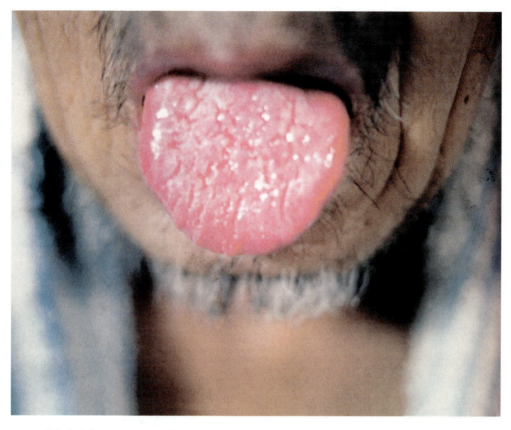

204. *Língua roxo-clara com fissuras e revestimento transparente*

Aspecto lingual

- **Língua** – Roxo-clara, magra e fina, com pequenas fissuras.
- **Saburra** – Branca, clara, lisa, brilhante, úmida e parcialmente transparente.

Principais etiopatogenias – Deficiência do baço com invasão (infiltração) do mesmo pela umidade. Acometimento de *Qi* e de *Yin*, ascensão de fluidos corpóreos-umidade à superfície do segmento superior do corpo.

Diagnóstico – Deficiência e debilidade intrínseca (constitucional) do organismo, acometimento de *Qi* e de *Yin* pela umidade-calor.
Comumente vista em casos de pneumonia senil, bronquiolite e afecções febris resultantes de doenças infecciosas.

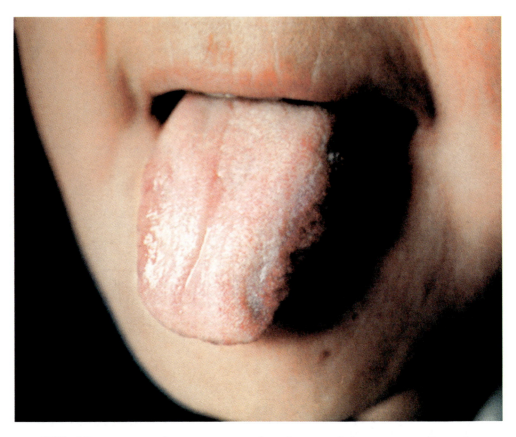

205. *Língua roxo-clara com manchas hemorrágicas e revestimento branco e pegajoso*

Aspecto lingual

- **Língua** – Roxo-clara e tonalidade escurecida, com pontos hemorrágicos de coloração azulada na borda.
- **Saburra** – Branca, úmida e de aspecto sujo.

Principais etiopatogenias – Intoxicação alcoólica, interiorização (invasão) de vento-frio no organismo, retenção de frio-umidade nos vasos sangüíneos.

Diagnóstico – Estagnação de *Qi* no fígado com estase sangüínea.
Comumente vista em casos de pancreatite aguda e doenças da vesícula biliar.

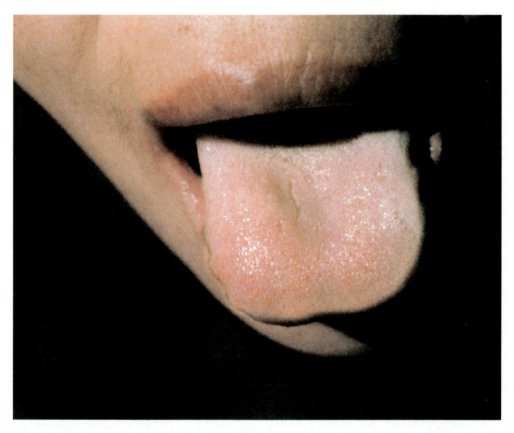

206. *Língua roxo-clara com facetas dentárias e revestimento fino, branco e escorregadio*

Aspecto lingual

- **Língua** – Roxo-clara e tonalidade escurecida com facetas dentárias nas bordas.
- **Saburra** – Branca, úmida e escorregadia.

Principais etiopatogenias – Deficiência e debilidade de *Qi* e de sangue, estagnação e retenção de frio-umidade, ascensão de fluidos corpóreos-*Qi* à superfície do segmento superior do organismo, síndrome exterior.

Diagnóstico – Deficiência de *Qi* com estase sangüínea e estagnação de fluidos corpóreos.
Comumente vista em casos de insuficiência cardíaca, nefrite crônica, etc.

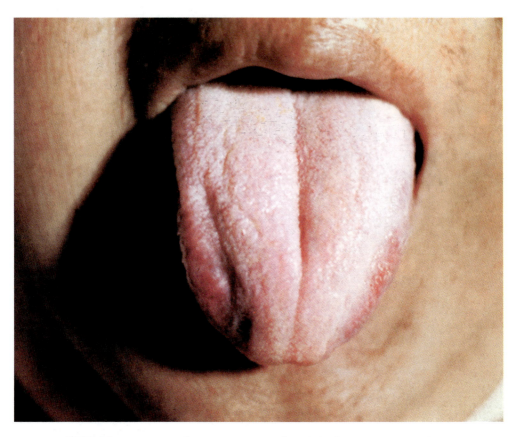

207. *Língua roxo-clara com revestimento branco e pegajoso*

Aspecto lingual

- **Língua** – Roxo-clara.
- **Saburra** – Branca, de aspecto sujo, fina e com grau de umidade normal.

Principais etiopatogenias – Estase sangüínea devido à insuficiência de *Yang-Qi*. Bloqueio interno pela umidade perversa acompanhada de coagulação sangüínea.

Diagnóstico – Deficiência de *Yang* do baço e dos rins, estagnação de *Qi* no fígado com estase sangüínea.
Comumente vista em casos de síndrome de Cushing e outras doenças endócrinas.

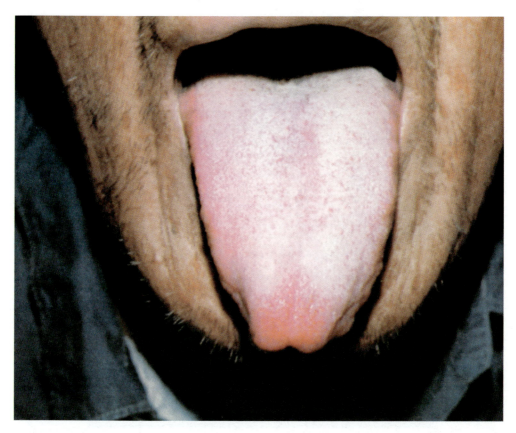

208. *Língua roxo-clara com revestimento branco, pegajoso e escorregadio*

Aspecto lingual

- **Língua** – Coloração branca com um pouco de tonalidade roxa.
- **Saburra** – Fina, branca, espessa, escorregadia e de aspecto sujo na parte central da língua.

Principais etiopatogenias – Deficiência de *Yang* com coagulação sangüínea, estagnação e retenção de frio-umidade e de mucosidade-fluidos corpóreos, insuficiência de *Qi* e de sangue.

Diagnóstico – Deficiência de *Qi* com bloqueio da umidade e estase sangüínea. Comumente vista em casos de insuficiência cardíaca e nefrite crônica, etc.

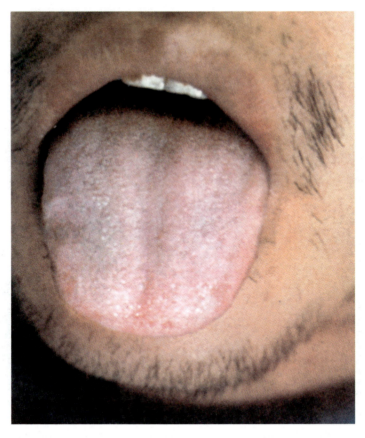

209. *Língua roxo-clara com revestimento fino, branco e liso*

Aspecto lingual

- **Língua** – Roxo-azulada tendendo à tonalidade escura, com facetas dentárias nas bordas.
- **Saburra** – Fina, branca, escorregadia e transparente.

Principais etiopatogenias – Retenção de frio nos vasos sangüíneos, ascensão de fluidos corpóreos-*Qi* à superfície do segmento superior do corpo. *Yin*-frio associada à umidade e à estagnação alimentar.

Diagnóstico – Deficiência de *Yang* com retenção dos fluidos corpóreos acompanhada de estase (coagulação) sangüínea.

Comumente vista em casos de insuficiência cardíaca e hipoxia resultantes das doenças cardiorrespiratórias.

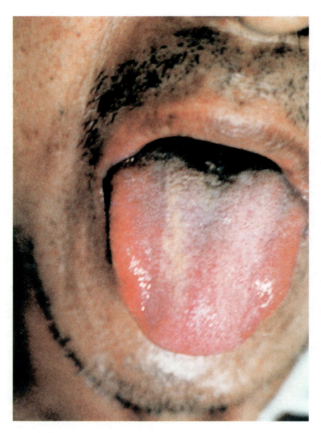

210. *Língua roxo-escura na borda, com revestimento fino, branco, escorregadio e pegajoso*

Aspecto lingual

- **Língua** – Vermelho-escura nas bordas e cinza-escura tornando-se roxa na parte central.
- **Saburra** – Fina, branca, escorregadia, próxima à coloração transparente e apresentando uma faixa amarelo-clara no lado direito.

Principais etiopatogenias – Calor no sistema *Yong* com estase sangüínea, retenção de umidade-calor no sangue, presença de calor perverso no fígado e na vesícula biliar, presença de fator perverso superficial com estagnação do calor, estagnação de fluidos corpóreos no aquecedor inferior, retenção de umidade na região toracodiafragmática (aquecedor superior).

Diagnóstico – Invasão do sistema *Yong* pela umidade-fator febril.
Comumente vista em casos de hepatoma com febre elevada e outras afecções febris.

235

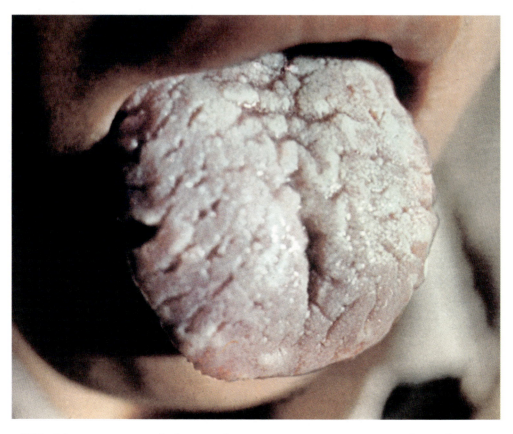

211. *Língua roxo-azulada com fissuras e com revestimento fino e branco*

Aspecto lingual

- **Língua** – Roxo-azulada, de tamanho aumentado, fissura profunda na parte central (dando aspecto de fissura do córtex cerebral) e nas bordas, sendo que estas últimas assemelham-se a cortes de faca.
- **Saburra** – Fina, branca e úmida, mas não é uniforme.

Principais etiopatogenias – Deficiência do baço com invasão do mesmo pela umidade. Debilidade de *Qi* e de sangue, deficiência intrínseca (constitucional) de *Yin*.

Diagnóstico – Insuficiência de *Yin* dos rins, umidade-calor no aquecedor inferior.

Comumente vista em casos de nefrite crônica, asma brônquica e outras doenças alérgicas, etc.

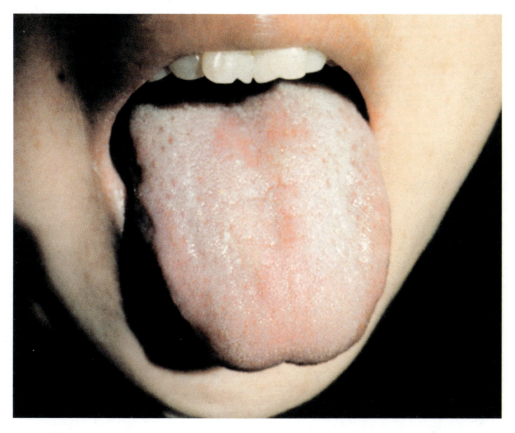

212. *Língua azul-clara com revestimento destacado (saburra tipo coração de galinha)*

Aspecto lingual

- **Língua** – Clara, mas tornando-se azulada. As bordas apresentam pontos vermelho-claros.
- **Saburra** – Fina, branca, de aspecto sujo. A parte central apresenta áreas descamadas e nelas surgem novas granulações.

Principais etiopatogenias – Insuficiência de *Qi* e de sangue, deficiência excessiva de *Yin* e de sangue. Presença de *Yin*-frio associada à retenção alimentar. Estagnação da umidade com estase sangüínea.

Diagnóstico – Insuficiência de *Yin* dos rins, bloqueio da umidade acompanhado de coagulação sangüínea.
Comumente vista em casos de cardiopatia resultante de doenças anêmicas.

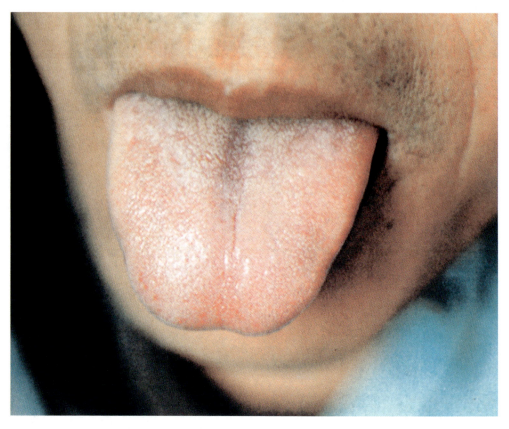

213. *Língua azul-clara com revestimento fino, branco e áspero*

Aspecto lingual

- **Língua** – Clara, viçosa, mas tornando-se azulada e apresentando manchas hemorrágicas.
- **Saburra** – Fina, branca, áspera e seca.

Principais etiopatogenias – Deficiência de *Yang* com retenção de frio, bloqueio de ascensão das essências corpóreas ao segmento superior do corpo, *Yin*-frio acompanhado de estagnação alimentar.

Diagnóstico – Deficiência de *Qi* acompanhada de coagulação sangüínea. Comumente vista em casos de anemias aplásticas, leucemias, etc.

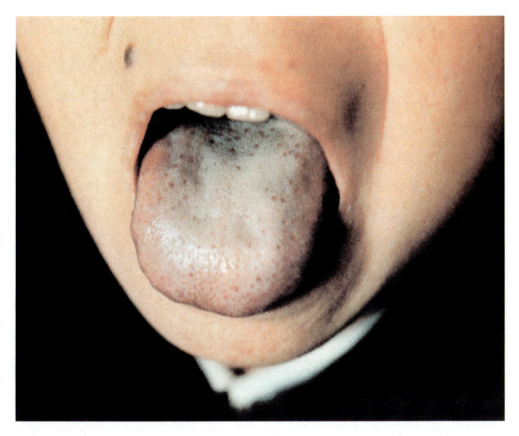

214. *Língua azul-preta com pontos hemorrágicos e revestimento branco e pegajoso*

Aspecto lingual

- **Língua** – Mole, de tamanho aumentado, cor vermelho-clara apresentando tons azulados e pretos, assim como muitos pontos hemorrágicos de tonalidade vermelho-escura no centro.
- **Saburra** – Branca, de aspecto sujo, com grau de umidade normal.

Principais etiopatogenias – Estagnação de *Yang* com retenção de frio, coagulação sangüínea, presença de frio extremo ou de calor extremo, *Yin*-frio acompanhado de estagnação alimentar.

Diagnóstico – Umidade-calor no aquecedor inferior, estagnação de *Qi* acompanhada de coagulação sangüínea.

Este exemplo representa o mesmo paciente da Figura 72, que apresenta quadro clínico de síndrome depressiva e colpite. Foto tirada previamente ao tratamento.

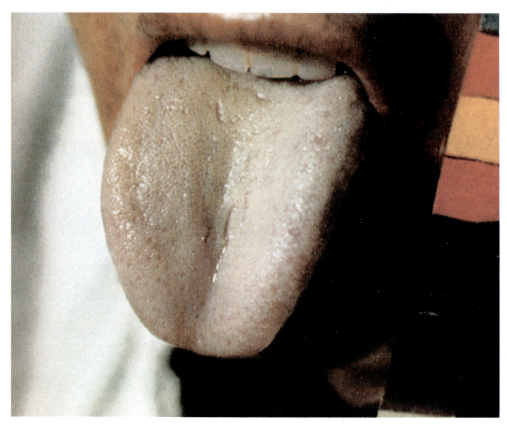

215. *Língua azul-clara com revestimento branco, pegajoso e seco*

Aspecto lingual

- **Língua** – Branca (pálida) com tonalidade escurecida e azul.
- **Saburra** – Branca, de aspecto sujo e seca por toda a superfície.

Principais etiopatogenias – Presença de *Yin*-frio associada à retenção alimentar interna, retenção de frio-umidade com estase sangüínea, deficiência de *Yang* com escassez de fluidos corpóreos.

Diagnóstico – Deficiência de *Yang* com retenção de umidade e estase sangüínea.
Comumente vista em casos de hematúria e doença de Addison.

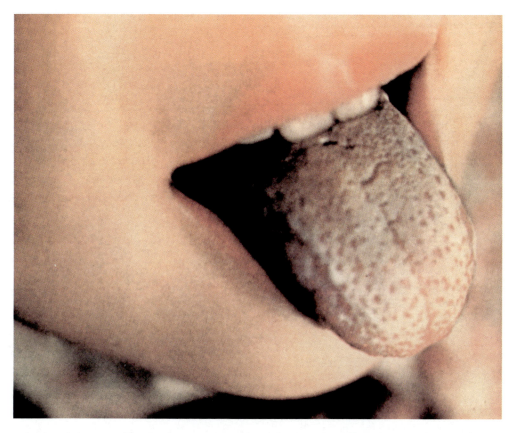

216. *Língua roxo-escura com pontos vermelhos semelhantes a estrelas e com revestimento do tipo depósito de pó branco*

Aspecto lingual

- **Língua** – Roxo-escura, ligeiramente vermelha na ponta.
- **Saburra** – Branca, espessa, de aspecto sujo semelhante ao pó espalhado. Em toda a superfície, apresenta manchas (pontos) hipercrômicas avermelhadas.

Principais etiopatogenias – Invasão do sistema *Xue* pelo fator febril-calor ou fator nocivo epidêmico, invasão do sangue pelo calor nocivo, retenção de umidade-calor no sangue, calor no sistema *Yong* associado à coagulação sangüínea, estagnação de calor no triplo aquecedor, exteriorização (superficialização) do calor perverso para os canais.

Diagnóstico – Fatores perversos gerados pela associação dos sistemas *Yong* (de nutrição) e *Wei* (de defesa). Retenção da umidade-calor no sistema *Xue* (sangue).
Comumente vista em casos de paroditite epidêmica e doenças infecciosas de etiologia viral.

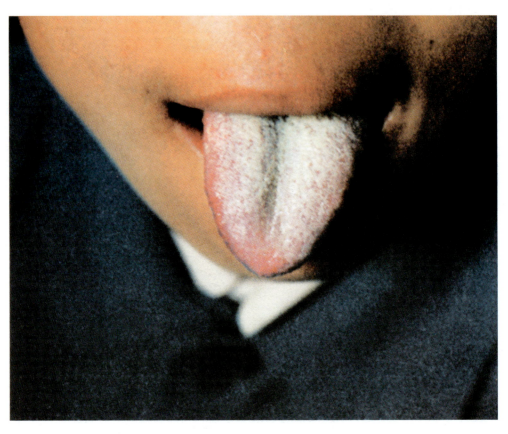

217. *Língua roxo-azulada, pequena e magra com revestimento branco e deteriorado (putrefeito)*

Aspecto lingual

- **Língua** – Fina, magra, pequena e de coloração roxo-escura.
- **Saburra** – Branca, espessa, semelhante ao queijo de soja macerado na parte central.

Principais etiopatogenias – Acometimento de *Ying* pela umidade-calor, estagnação e retenção do *Qi* e do sangue. Retenção de frio-umidade e mucosidade – "alimentos" nos vasos sangüíneos.

Diagnóstico – Estagnação de *Qi* e de sangue pelo frio-umidade.
Comumente vista em casos de infecção severa, distúrbio das funções circulatória e respiratória.

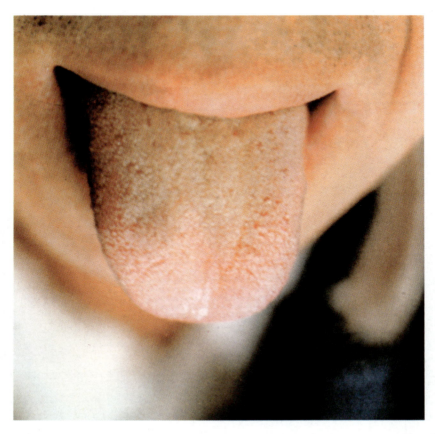

218. *Língua roxo-clara com revestimento branco, áspero e amarelo-claro*

Aspecto lingual

- **Língua** – Branco-clara (pálida) com tons roxos.
- **Saburra** – Branca e áspera por toda a superfície, sendo amarelo-clara na parte central.

Principais etiopatogenias – Deficiência de *Yang* com retenção de frio nos vasos sangüíneos, estagnação alimentar no estômago/baço, umidade-calor que se converte em calor.

Diagnóstico – Deficiência do baço com estagnação alimentar na região epigástrica (aquecedor médio).
Comumente vista em casos de gastrite crônica, úlcera péptica e doenças do sistema digestivo.

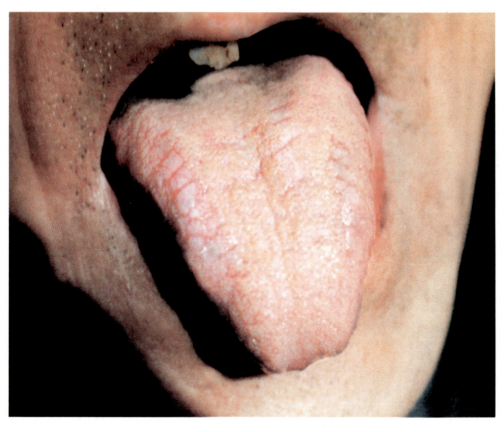

219. *Língua roxo-clara com manchas hemorrágicas e revestimento amarelo-claro*

Aspecto lingual

- **Língua** – Roxo-clara, envelhecida com manchas hemorrágicas e fissuras na parte central.
- **Saburra** – Fina, branca com tom amarelo-claro.

Principais etiopatogenias – Conversão do vento-frio em calor, umidade-calor acompanhada de coagulação sangüínea. Deficiência de *Qi* e de sangue com vento-calor retido na superfície externa do corpo.

Diagnóstico – Deficiência de *Qi* e bloqueio da umidade acompanhada de coagulação sangüínea, agressão pelos fatores patogênicos exógenos com retenção de vento-calor na superfície do corpo.

Comumente vista em casos de cardiopatia resultante de doenças anêmicas.

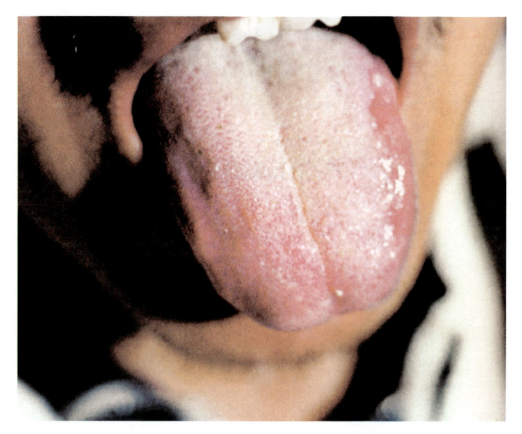

220. *Língua roxo-clara com revestimento fino, amarelo e pegajoso*

Aspecto lingual

- **Língua** – Vermelho-clara com tonalidade arroxeada.
- **Saburra** – Fina, amarela, sendo mais espessa, de aspecto sujo e discretamente úmida na raiz.

Principais etiopatogenias – Bloqueio e estagnação de *Qi* e de sangue pela umidade-calor e mucosidade-turva. Conversão da umidade estagnada em calor no aquecedor inferior.

Diagnóstico – Descensão (descida) da umidade-calor ao segmento inferior do organismo (aquecedor inferior) com bloqueio e estagnação do *Qi* e do sangue.
Comumente vista em casos de gastrenterite aguda, diarréia hemorrágica e outras doenças infecciosas dos tratos intestinais.

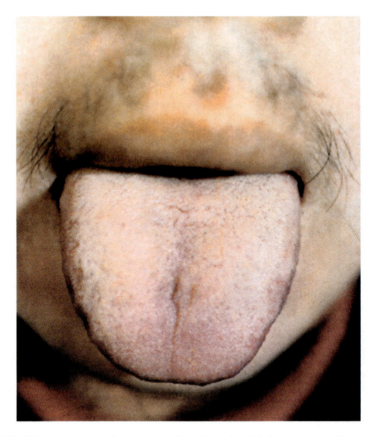

221. *Língua roxo-clara com facetas dentárias e revestimento amarelo-claro, pegajoso*

Aspecto lingual

- **Língua** – Língua vermelho-clara com tonalidade arroxeada, apresenta facetas dentárias e pontos vermelhos.
- **Saburra** – Branca, de aspecto sujo, alterando-se na cor amarelo-clara e apresentando umidade.

Principais etiopatogenias – Conversão (transformação) de vento-frio em calor com retenção de vento-calor na superfície externa do corpo, deficiência do baço com bloqueio e retenção de umidade-calor.

Diagnóstico – Presença constitucional (intrínseca) de umidade abundante, agressão pelos fatores patogênicos exógenos, com retenção de vento-frio que se converte em calor.

Comumente vista em casos de nefrite crônica com processo gripal, etc.

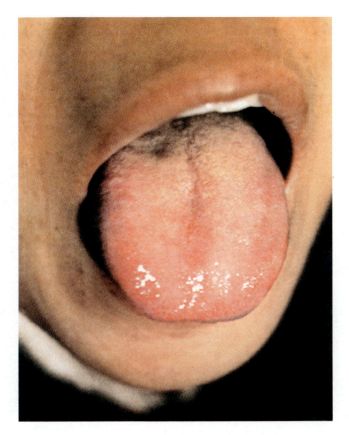

222. *Língua roxo-escura com revestimento amarelo-claro e escorregadio*

Aspecto lingual

- **Língua** – Roxo-escura com tom cinza.
- **Saburra** – Fina, branca, escorregadia e de coloração amarelo-clara na raiz.

Principais etiopatogenias – Presença de frio-umidade resultante da agressão pelos fatores exógenos, ascensão dos fluidos corpóreos-*Qi* à superfície do segmento superior do corpo. Deficiência de *Yang* do aquecedor médio, bloqueio e retenção de mucosidade-calor. Presença de coagulação sangüínea intrínseca (constitucional, retenção de umidade) e alcoólica (intoxicação alcoólica).

Diagnóstico – Retenção da mucosidade-umidade, estase sangüínea no aquecedor superior (região toracodiafragmática).
Comumente vista em casos de câncer esofagiano.

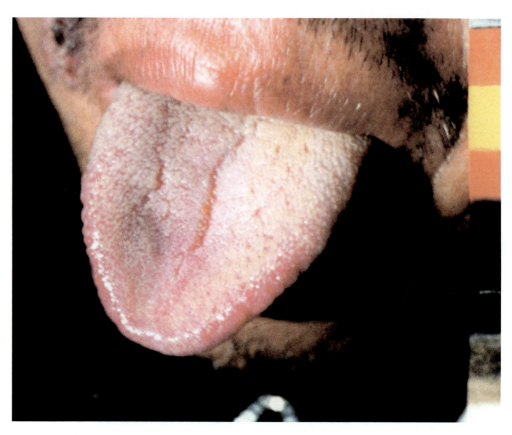

223. *Língua roxo-clara, envelhecida e fissurada, com revestimento amarelo e branco*

Aspecto lingual

- **Língua** – Vermelho-clara com tonalidade arroxeada, fina, mole e com fissuras.
- **Saburra** – Fina, branca com granulações amarelas.

Principais etiopatogenias – Persistência de síndrome exterior (superficial), presença de calor no sistema *Yong*. Presença de calor no sistema *Yong* e secura no estômago.

Diagnóstico – Acometimento de *Yin* devido à invasão do sistema *Yong* pela umidade-calor.

Comumente vista em casos de infecção severa e período de convalescença de febre alta.

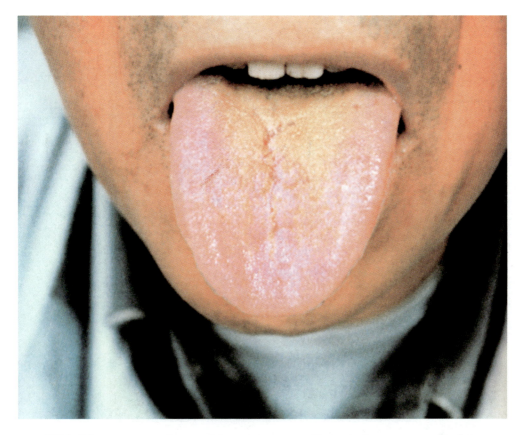

224. *Língua roxo-clara, viçosa com revestimento branco na ponta e amarelo na raiz*

Aspecto lingual

- **Língua** – Mole, úmida e viçosa, de cor branco-clara com certa tonalidade azulada.
- **Saburra** – Fina, branca na ponta e amarela, espessa, de aspecto sujo na raiz.

Principais etiopatogenias – Exacerbação interna de frio-umidade, inatividade de *Yang* torácica. Transformação de fator perverso superficial em calor que, a seguir, penetra no organismo. Insuficiência de *Qi* e de sangue, retenção de umidade que se transforma em calor.

Diagnóstico – Deficiência de *Yang* do coração e dos rins, transformação da umidade estagnada em calor.

Comumente vista em casos de cardiopatias resultantes de doenças anêmicas, nefrite crônica, etc.

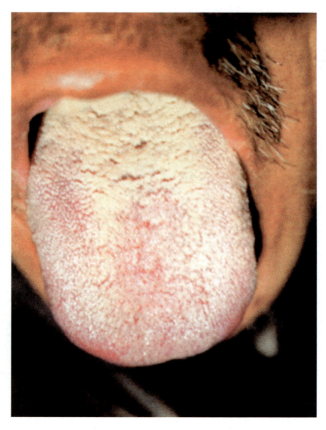

225. *Língua roxo-clara com revestimento amarelo e deteriorado (putrefeito)*

Aspecto lingual

- **Língua** – Roxo-clara e de tamanho aumentado.
- **Saburra** – Combinação da cor branca e amarela, áspera e espessa semelhante ao queijo de soja macerado. Espessa na raiz e fina nas bordas e na ponta.

Principais etiopatogenias – Invasão dos sistemas *Yong* (nutrição) e *Xue* (sangue) pela umidade-fator febril. Calor maciço interno; após exoneração, ocorre regressão dos fatores perversos. Retenção de umidade no aquecedor inferior.

Diagnóstico – Regressão gradativa da umidade da umidade-turva com persistência residual do calor perverso.

Comumente vista em casos de insuficiência cardíaca associada a infecções pulmonares.

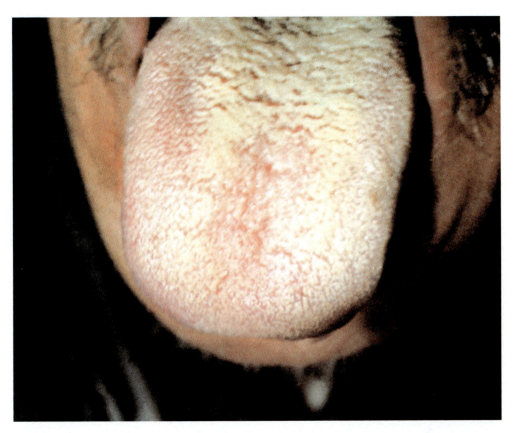

226. *Língua roxo-escura com revestimento amarelo e deteriorado (putrefeito)*

Aspecto lingual

- **Língua** – Roxo-azulada com tonalidade escurecida, de tamanho aumentado e com manchas hemorrágicas.
- **Saburra** – Branca, áspera, amarela, fina na parte anterior da língua e espessa na raiz.

Principais etiopatogenias – Calor no sistema *Yong* acompanhado de coagulação sangüínea. Retenção de umidade-calor no sistema *Xue*. Retenção de frio-umidade com coagulação sangüínea. Presença de frio verdadeiro e de calor falso.

Diagnóstico – Acometimento de *Yang* pelo frio-umidade, bloqueio e estagnação da circulação sangüínea.

Este exemplo representa o mesmo paciente da Figura 225, que apresenta cardiopatia reumática. E encontra-se com agravamento do quadro clínico, deficiência circulatória e hipoxia.

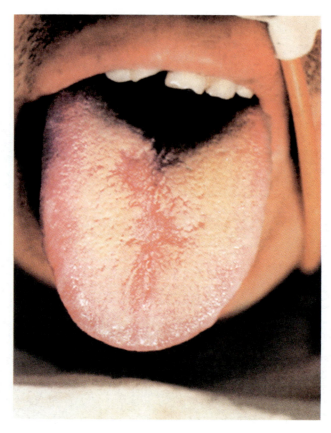

227. *Língua roxa com revestimento amarelo-claro e destacado*

Aspecto lingual

- **Língua** – Roxo-clara com tonalidade acinzentada.
- **Saburra** – Amarelo-clara, granulação esparsa, vários locais na parte central descamados, sendo mais úmida nas bordas.

Principais etiopatogenias – Invasão do sangue pelo calor perverso. Calor no sistema *Yong* associado à coagulação sangüínea. Retenção de umidade-calor no sistema *Xue* (sangue), umidade-calor em estado de ebulição (hiperatividade cinética), inatividade do estômago.

Diagnóstico – Bloqueio energético pelo entrecruzamento da mucosidade-calor, bloqueio e estase sangüínea no coração.
Comumente vista em casos de cardiopatias resultantes de doenças anêmicas e infarto agudo do miocárdio.

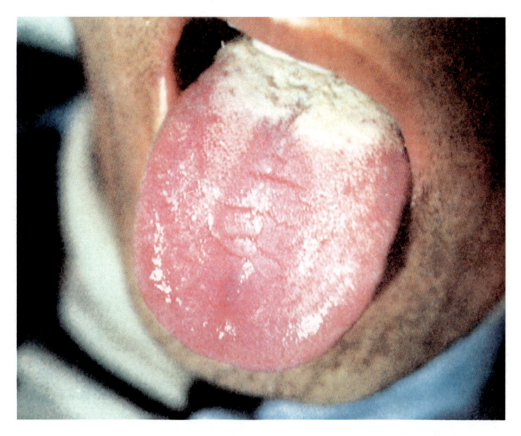

228. *Língua roxa com revestimento amarelo e pegajoso na metade posterior da língua*

Aspecto lingual

- **Língua** – Roxo-escura, mole e com fissuras transversais.
- **Saburra** – Parte anterior descamada (destacada), saburra amarela, espessa e de aspecto sujo na parte da raiz.

Principais etiopatogenias – Entrecruzamento do calor do sistema *Yong* com a coagulação sangüínea. Retenção de umidade-calor no sangue. Presença de umidade-calor no aquecedor inferior. Persistência de umidade-turva com acometimento de *Yin*-sangue.

Diagnóstico – Deficiência de *Yin* e acompanhada de umidade, bloqueio da umidade e coagulação sangüínea.

Comumente vista em casos de nefrite crônica e colite ulcerativa, etc.

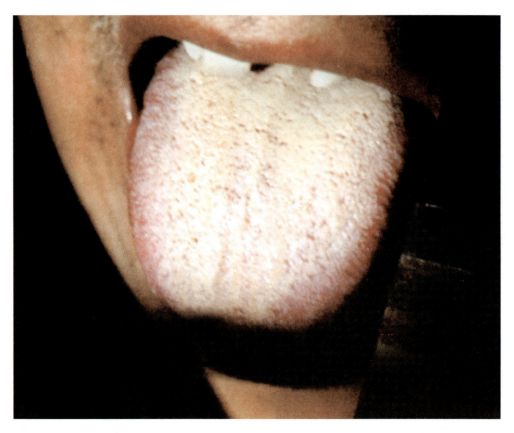

229. *Língua roxo-escura com revestimento amarelo, branco, pegajoso e seco*

Aspecto lingual

- **Língua** – Vermelho-roxa com tonalidade escurecida.
- **Saburra** – Branca, espessa, seca, de aspecto sujo, com granulações amarelas.

Principais etiopatogenias – Retenção da umidade e coagulação sangüínea com acometimento das essências corpóreas. Exacerbação (abundância) de umidade e estagnação de calor com estase sangüínea. Estagnação e bloqueio do *Qi* e do sangue pela umidade-calor, retenção persistente da mucosidade (catarro/fleuma) e estagnação alimentar.

Diagnóstico – Apoplexia (golpe pelo vento), síndrome maciça dos órgãos *Fu* com mucosidade-calor, bloqueio dos canais pela coloração sangüínea.
Comumente vista em casos de doenças neurovasculares.

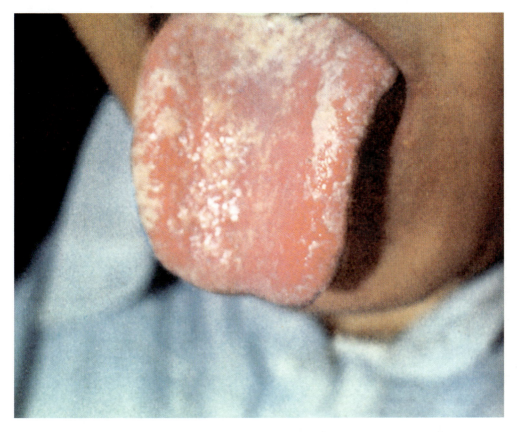

230. *Língua vermelho-escura, arroxeada com revestimento amarelo-claro descamado*

Aspecto lingual

- **Língua** – Vermelho-escura com tonalidade arroxeada, ligeiramente fina.
- **Saburra** – Amarelo-clara, com aspecto sujo, algumas áreas descamadas e dentre as descamações apresenta uma coloração branca semelhante à saburra, mas que na verdade não a é.

Principais etiopatogenias – Acometimento de *Qi* e de *Yin* do estômago pela energia perversa (*Xie-Qi*). Calor no sistema *Yong* associado à umidade, acometimento do *Yin* pela umidade-calor. Acometimento do *Yin* pelo calor intensamente exacerbado, retenção e estagnação do *Qi* e do sangue.

Diagnóstico – Diminuição gradativa da retenção da mucosidade-calor, acometimento de *Qi* e de *Yin*.
Comumente vista em casos de infecção pulmonar e insuficiência coronariana.

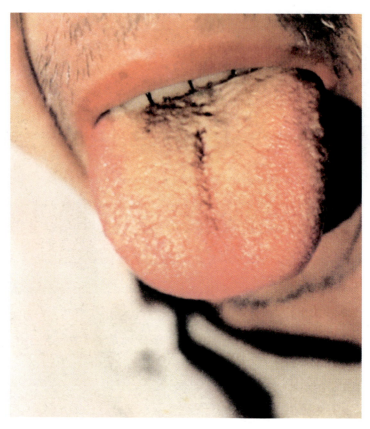

231. *Língua roxo-escura com revestimento amarelo e pegajoso*

Aspecto lingual

- **Língua** – Roxo-escura, de tamanho aumentado, envelhecida com fissuras em forma de fosso na posição vertical da parte central.
- **Saburra** – Amarela, de aspecto sujo, espessa na raiz e fina nas bordas. Apresenta a aparência de seca, mas, ao tocá-la, percebe-se a existência de umidade.

Principais etiopatogenias – Retenção de umidade-calor no sangue. Calor no sistema *Yong* associado a coágulos sangüíneos, entrecruzamento e aglutinação de umidade com calor, calor maciço no estômago e nos intestinos.

Diagnóstico – Deficiência do baço e presença de mucosidade-calor, estagnação de *Qi* com coagulação sangüínea.

Comumente vista em casos de neoplasia pulmonar, doenças cardiorrespiratórias associadas à hipoxia.

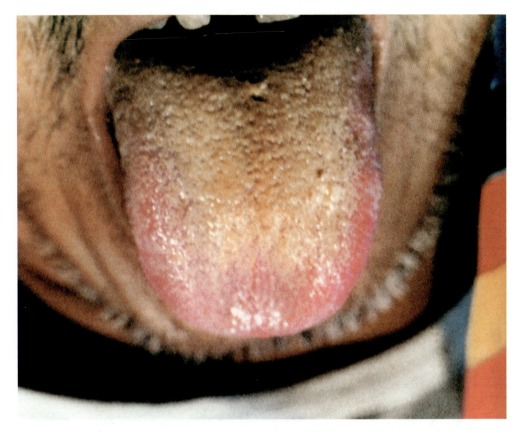

232. *Língua roxa com revestimento amarelo-acinzentado e pegajoso*

Aspecto lingual

- **Língua** – Envelhecida, atrofiada, mole e arroxeada.
- **Saburra** – Espessa, amarela, envelhecida, acinzentada na raiz.

Principais etiopatogenias – Invasão profunda do aquecedor inferior e/ou do *Jueying* pelo calor nocivo, presença de mucosidade-calor e coágulos sangüíneos no sistema *Xue*.

Diagnóstico – Presença de mucosidade-calor e coagulação sangüínea, síndrome de *Bi* torácica.
Comumente vista em casos de cardiopatias resultantes de doenças anêmicas, infecção pulmonar e distúrbio circulatório, etc.

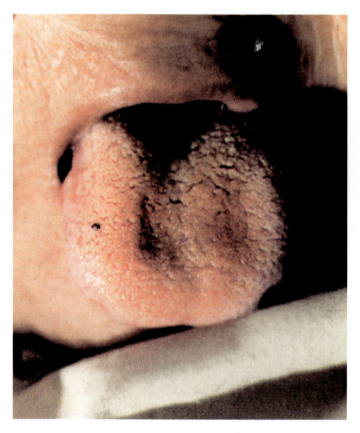

233. *Língua roxo-clara, tamanho aumentado com revestimento cinza-amarelado, espesso e pegajoso*

Aspecto lingual

- **Língua** – Roxo-clara, de tamanho aumentado, facetas dentárias e, no lado direito, destaca-se um ponto hemorrágico.
- **Saburra** – Espessa, de aspecto sujo, transformando-se da coloração branca à amarelo-acinzentada, pouca *Jin-Yê* (essências-fluidos corpóreos), seca e com fissuras.

Principais etiopatogenias – Agressão pelos fatores patogênicos exógenos no indivíduo debilitado, invasão do sistema *Xue* pelo calor. Estagnação e bloqueio da mucosidade-turva. Na fase da lesão interna, acompanha a deficiência de *Qi*, coagulação sangüínea e agressão pela umidade ou mucosidade-calor associada a coágulos sangüíneos.

Diagnóstico – Inatividade de *Yang* torácica. Bloqueio dos canais energéticos pela mucosidade-turva, tendendo a se transformar em calor.
Comumente vista em casos de insuficiência coronariana.

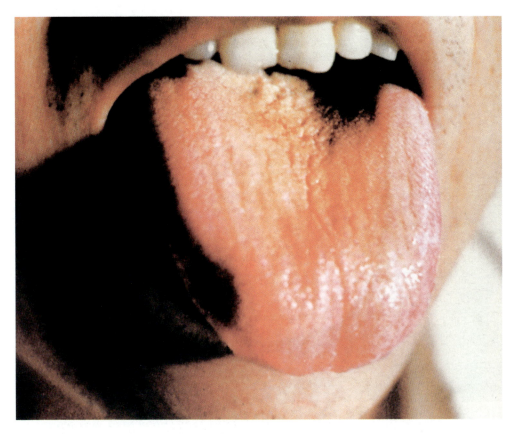

234. *Língua roxo-clara, tamanho aumentado com revestimento cinza-amarelado e pegajoso*

Aspecto lingual

- **Língua** – Vermelho-clara tendendo à coloração roxa e de tamanho aumentado.
- **Saburra** – Fina, branca, amarela, de aspecto sujo e tendendo à tonalidade cinza na parte central.

Principais etiopatogenias – Agressão pelo fatores patogênicos exógenos no indivíduo debilitado, com a invasão dos fatores perversos superficiais que se convertem em calor ao penetrarem no organismo, estagnação e bloqueio da umidade-calor, mucosidade-calor associada à estase sangüínea.

Diagnóstico – Deficiência de *Yang* com retenção da umidade que se transforma em calor, provocando aparecimento e movimento de "vento-interno".
Comumente vista em casos de síndrome coreoatetose senil.

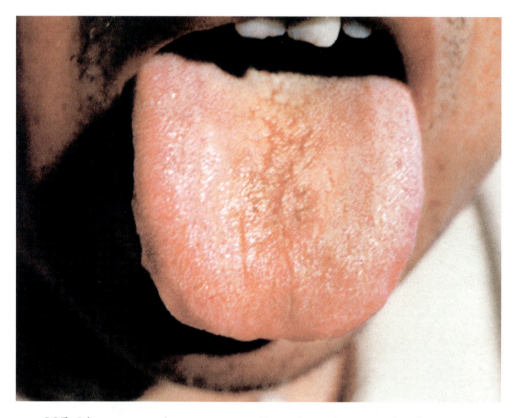

235. *Língua roxo-clara com revestimento preto no centro, branco e liso nas bordas*

Aspecto lingual

- **Língua** – Vermelho-clara de tom arroxeado, tamanho aumentado e com pontos vermelhos.
- **Saburra** – Revestimento preto na parte central, fina e branca nas bordas.

Principais etiopatogenias – Deficiência de *Yang* com frio-umidade, deficiência de *Qi* com estagnação dos fluidos corpóreos e estase sangüínea.

Diagnóstico – Deficiência de *Yang* acompanhada de frio-umidade e estase sangüínea.

Comumente vista em casos de síndrome de coreoatetose.

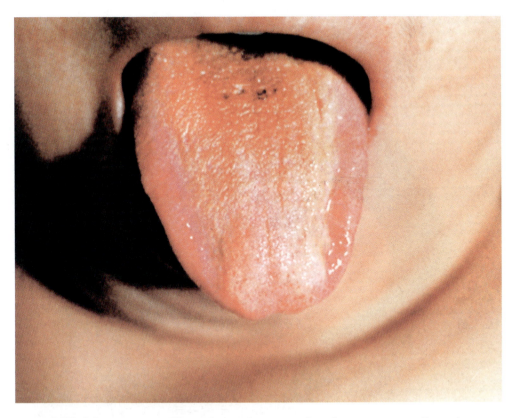

236. *Língua vermelha e roxo-clara nas bordas com revestimento amarelo-acinzentado*

Aspecto lingual

- **Língua** – Vermelho-viva nas bordas com coloração roxo-clara misturada na parte central. Apresenta desvio para a esquerda.
- **Saburra** – Bordas amarelas de tom acinzentado, pouca quantidade de saburra nas bordas e na ponta da língua.

Principais etiopatogenias – Umidade-calor no baço e no estômago. Calor no sistema *Yong* associado à coagulação sangüínea, retenção da umidade-calor no sangue, mucosidade-calor geram movimento interno do vento.

Diagnóstico – Bloqueio dos canais energéticos (*Jin-Luo*) pela mucosidade-calor, deficiência de *Qi* provocando aparecimento e movimento de vento-interno. Comumente vista em casos de cardiopatia reumática, trombose cerebral, etc.

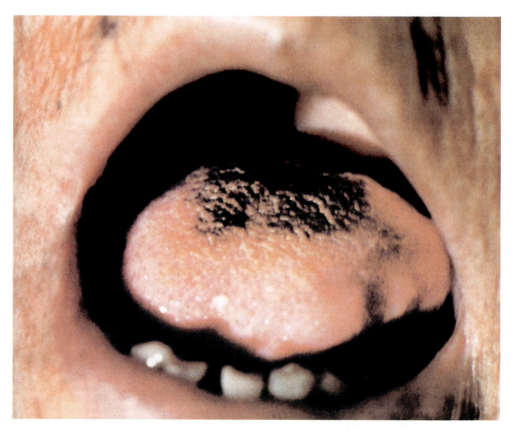

237. *Língua roxo-clara e curta com revestimento amarelo-queimado, cinza e preto*

Aspecto lingual

- **Língua** – Roxo-clara com tonalidade escurecida, de tamanho aumentado e curta.
- **Saburra** – Amarelo-queimada e seca na parte central. Apresenta fissuras e sua coloração é cinza e preta na raiz.

Principais etiopatogenias – Transformação de umidade-calor em secura que, por sua vez, gera o "vento", vento perverso associado à mucosidade e ao fogo. Deficiência de *Qi* e exacerbação de mucosidade, transformação de mucosidade-turva em calor que, por sua vez, transforma-se em secura, deficiência de *Qi* e de sangue.

Diagnóstico – Umidade-calor se transforma em mucosidade, bloqueio dos canais energéticos (*Jin-Luo*) pela mucosidade-turva.

Comumente vista em casos de hipertensão arterial (Fase III), trombose cerebral, enterorragia aguda, etc.

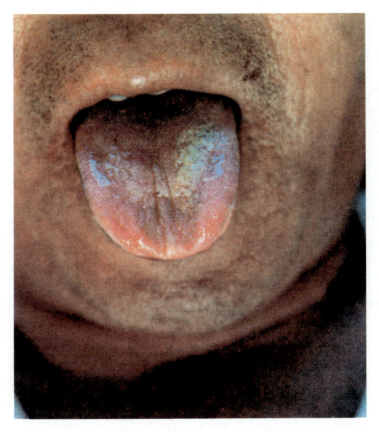

238. *Língua roxo-azulada e vermelha na ponta com revestimento esverdeado numa das laterais*

Aspecto lingual

- **Língua** – Língua roxo-azulada, magra, fina, ligeiramente vermelha na ponta e com fissuras.
- **Saburra** – Verde numa determinada área do lado esquerdo; as demais áreas são descamadas e secas.

Principais etiopatogenias – Acometimento de *Yin* pelo calor perverso, deficiência de *Yin* com exacerbação (hiperatividade) do fogo. Esgotamento de *Qi* e de *Yin* do estômago, ascensão (subida) de mucosidade-turva ao segmento superior do corpo. Calor no sistema *Yong* associado aos coágulos sangüíneos.

Diagnóstico – Acometimento de *Yin* pelo calor nocivo.
Comumente vista em casos de afecções febris na fase tardia resultantes de doenças infecciosas.

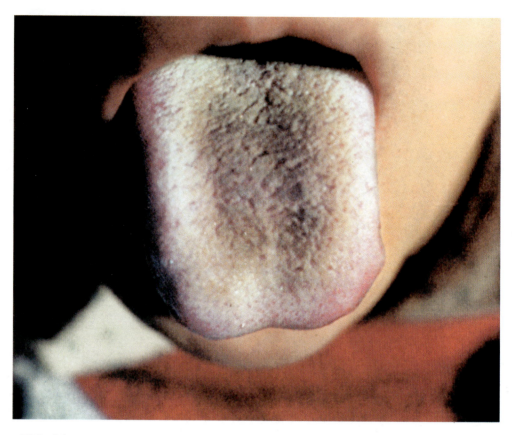

239. *Língua roxa com revestimento amarelo nas bordas e preto no centro*

Aspecto lingual

- **Língua** – Roxa e de tamanho aumentado.
- **Saburra** – Branca, espessa, aspecto sujo e seca. Na parte central, é amarelo-acinzentada com partes pretas.

Principais etiopatogenias – Umidade-calor no baço e no estômago, invasão do sistema *Xue* pelo calor, retenção de umidade-calor no sistema *Xue* (Sangue), calor no sistema *Yong* (nutrição) associado aos coágulos sangüíneos.

Diagnóstico – Invasão do sistema *Xue* (sangue) pela umidade-calor do estômago e do baço que se transforma em secura ao penetrar no sistema *Xue*.
Comumente vista em casos de diarréia de caráter infectocontagiosa e gastrenterite aguda.

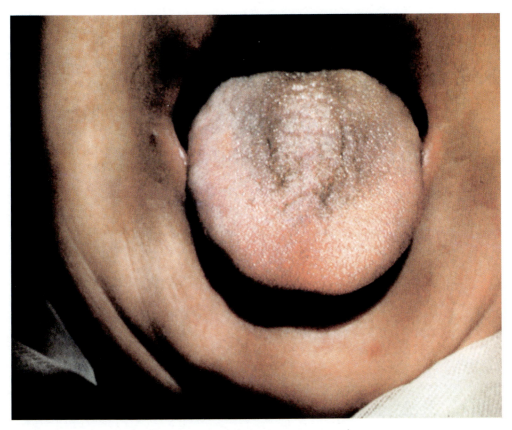

240. *Língua roxo-azulada com revestimento branco e duas faixas pretas*

Aspecto lingual

- **Língua** – Roxo-azulada de tom escurecido, com facetas dentárias nas bordas.
- **Saburra** – Fina, branca, de aspecto sujo e duas faixas de saburra preta na parte central.

Principais etiopatogenias – Frio-umidade no aquecedor médio, deficiência de Qi e estagnação da umidade com coagulação sangüínea. Frio-umidade que se transforma em calor.

Diagnóstico – Deficiência do baço acompanhada de frio-umidade e coagulação sangüínea.
Comumente vista em casos de infarto agudo do miocárdio, cardiopatias reumáticas, etc.

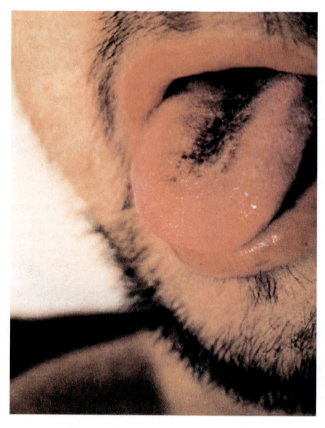

241. *Língua vermelho-escura e arroxeada, atrofiada, mole e com revestimento preto no centro*

Aspecto lingual

- **Língua** – Vermelho-arroxeada, mole e atônica.
- **Saburra** – Fina, branca, cinza-escura no centro e não é seca.

Principais etiopatogenias – Presença de umidade-calor com estase sangüínea, invasão do sistema *Yong* (nutrição) e *Xue* (sangue) pelo calor, deficiência de *Qi* e bloqueio dos canais pela mucosidade-calor.

Diagnóstico – Apoplexia (golpe de vento), deficiência de *Qi* e bloqueio dos canais pela mucosidade-calor.
Comumente vista em casos de neurovasculares.

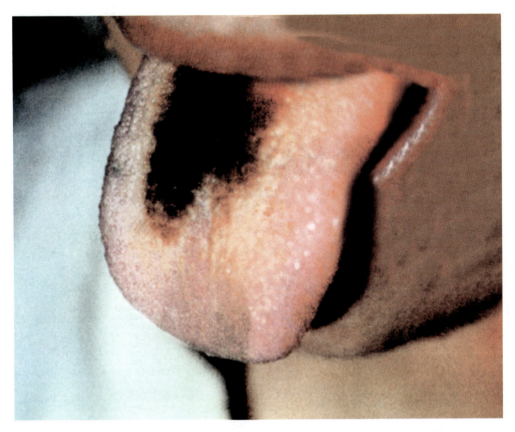

242. *Língua roxo-azulada com revestimento parcialmente branco e escorregadio, parcialmente amarelo e preto*

Aspecto lingual

- **Língua** – Roxo-azulada com tonalidade escurecida.
- **Saburra** – Metade esquerda fina, branca, lisa e metade direita amarela com locais pretos.

Principais etiopatogenias – Calor aglutinado no fígado e na vesícula biliar, estagnação de frio e estase sangüínea, presença de frio verdadeiro e calor falso, estase sangüínea no fígado e na vesícula biliar.

Diagnóstico – Deficiência de *Yang* com estagnação de frio ("congelamento" de frio).

Comumente vista em casos de cirrose hepática e estado febril associado a hepatoma.

Parte VII

Outros

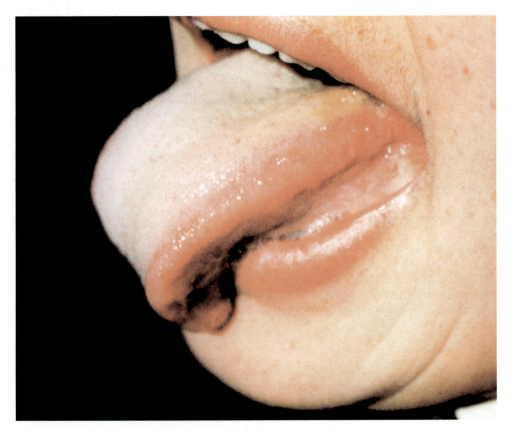

243. *Língua-superposta (dupla)*

Aspecto lingual

- **Língua** – Vermelho-viva.
- **Saburra** – Branca e suja. A parte central é amarelo-clara; a parte inferior da língua apresenta-se edemaciada e levantada como se existisse uma nova e pequena língua.

Principais etiopatogenias – Presença de "fogo" no coração, fator perverso exógeno provocando aparecimento e movimento de vento-interno, umidade-calor no fígado e na vesícula biliar.

Diagnóstico – Presença de umidade-calor no fígado e na vesícula biliar. Este exemplo representa o mesmo da Figura 125.

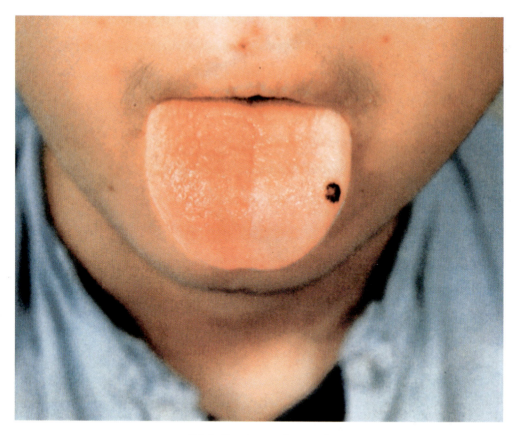

244. *Petéquia lingual*

Aspecto lingual

- **Língua** – Branco-clara, mole, viçosa (tenra) e com fissuras.
- **Saburra** – Fina e branca na metade esquerda e fina e amarelada na metade direita, com a ponta da língua brilhante. O lado esquerdo possui coágulos sangüíneos (manchas hemorrágicas hipercrômicas) provocados por uma hemorragia anterior.

Principais etiopatogenias – Presença de calor no coração, fígado e estômago. Depleção de *Qi* e de sangue.

Diagnóstico – Depleção de *Qi* e de sangue, ascenção (subida) de pseudo-*Yang* ao segmento superior do corpo, o sangue está fora do seu canal energético normal (hemorragia).

Este exemplo representa o mesmo das Figuras 33 e 34.

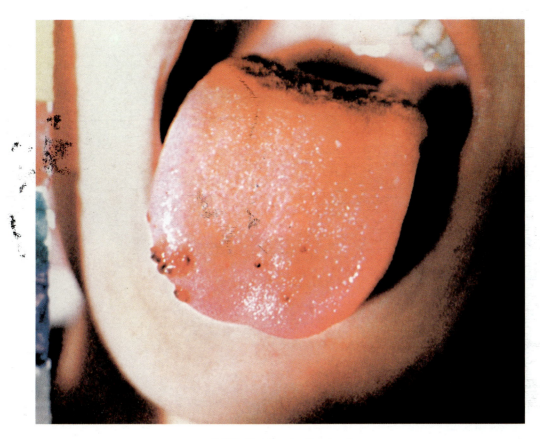

245. *Petéquia lingual*

Aspecto lingual

- **Língua** – Vermelha, com coágulos sangüíneos salientes, devido a várias hemorragias anteriores.
- **Saburra** – Fina, branca e escassa.

Principais etiopatogenias – Presença de calor no coração, fígado e estômago. Deficiência de *Yin* com exarcebação (hiperatividade) do fogo.

Diagnóstico – Deficiência de *Yin* do fígado e dos rins, perturbação com movimentação caótica de fogo do fígado.

Comumente vista em casos de leucemia na fase febril, anemia aplástica.

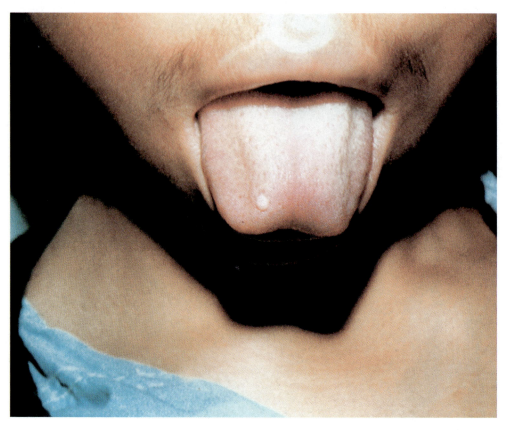

246. *Língua com carbúnculo*

Aspecto lingual

- **Língua** – Branco-clara com vermelha na ponta. Apresenta um carbúnculo branco do tamanho de um grão de arroz. É duro e dolorido.
- **Saburra** – Fina, branca e com pouca *Jin-Yê* (essências corpóreas – fluidos corpóreos).

Principais etiopatogenias – Presença de calor nocivo no coração e no baço, depleção de *Qi* e de sangue, ascenção (subida) de pseudofogo ao segmento superior do corpo.

Diagnóstico – Depleção de *Qi* e de *Yin*, ascenção de pesudofogo ao segmento superior do corpo.
Comumente vista em casos de anemia aplástica.

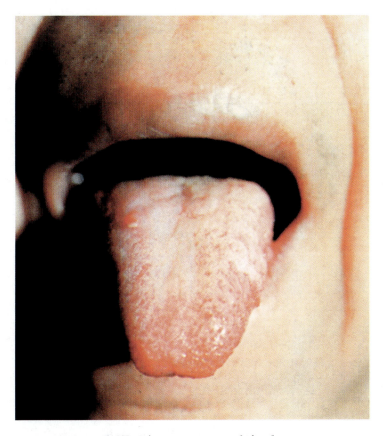

247. *Língua com carbúculo*

Aspecto lingual

- **Língua** – Roxo-clara, com pontos vermelhos. Apresenta três manchas hipercrômicas avermelhadas nos lados esquerdo e direito do tamanho de um grão de feijão. É duro e extremamente dolorido.
- **Saburra** – Branca, pegajosa e amaralo-clara.

Principais etiopatogenias – Presença de fogo nocivo no coração e no baço, presença de umidade-calor e fogo nocivo no fígado e na vesícula biliar, retenção de umidade-calor no sangue.

Diagnóstico – Congestão hepática provocada pela estagnação de *Qi* no fígado e estase sangüínea, retenção de umidade-calor no sangue.
Comumente vista em casos de hipertensão arterial e síndrome neurológica.

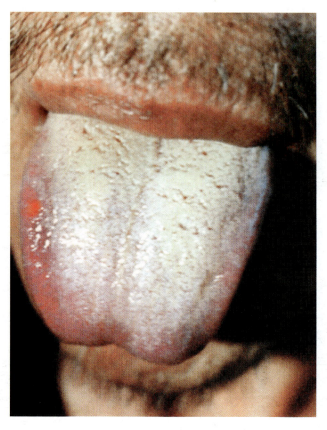

248. *Língua com carbúnculo*

Aspecto lingual

- **Língua** – Roxo-clara, possui uma lesão de aspecto bolhoso hipercrômica (avermelhada) do lado direito, medindo 3×3mm. Dor intensa.
- **Saburra** – Branca transformando-se em amarela, escurecida, escorregadia e úmida.

Principais etiopatogenias – Presença de fogo nocivo no coração e no baço, invasão do sistema *Yong* (nutrição) pela umidade-fator febril, calor no sistema de *Yong* associado à estase sangüínea, retenção de calor no sangue, icterícia.

Diagnóstico – Obstrução pulmonar pela mucosidade-turva, estagnação de *Qi* e estase sangüínea, mucosidade-fogo provoca parecimento e movimento do vento do fígado.

Comumente vista em casos de insuficiência cardíaca com quadro infeccioso e doenças neurológicas resultantes das doenças pulmonares, etc.

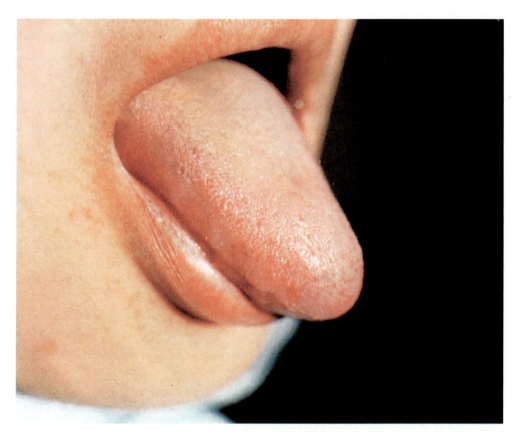

249. *Língua com feridas*

Aspecto lingual

- **Língua** – Vermelha nas bordas e na ponta; possui uma lesão ulcerada, profunda e avermelhada, medindo 2×2mm. Dor intensa.
- **Saburra** – Fina, branca e na parte direita é amarelo-clara.

Principais etiopatogenias – Presença de calor nocivo nos canais do coração, ascenção (subida) do pseudofogo ao segmento superior do coração.

Diagnóstico – Congestão hepática provocada por estagnação de *Qi* no fígado que se converte em fogo.

Comumente vista em casos de síndromes neurológicas, inflamação de cartilagens costais (osteocondrite).

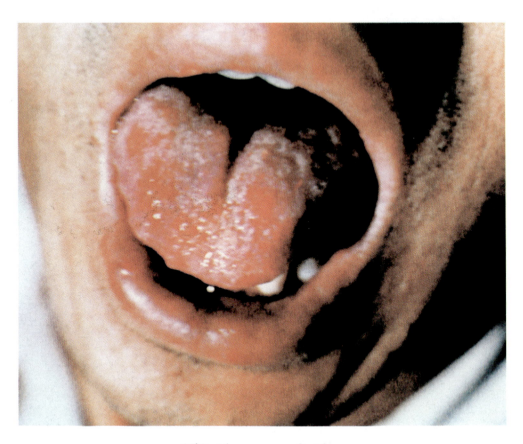

250. *Língua com feridas*

Aspecto lingual

- **Língua** – Vermelho-viva, superfície ondulada, possui vários pontos com lesões salientes e hiperemiadas.
- **Saburra** – Branca, flutuante (solta) e parecendo transparente.

Principais etiopatogenias – Presença de calor nocivo nos canais do coração, ascenção do pseudofogo e da umidade-calor ao segmento superior do corpo.

Diagnóstico – Deficiência de *Yin* dos rins, presença de calor no estômago com ascenção (subida) de umidade-turva ao segmento superior do corpo.
Comumente vista em casos de glossite de caráter ulcerativo e estomatite (inflamação da cavidade bucal).

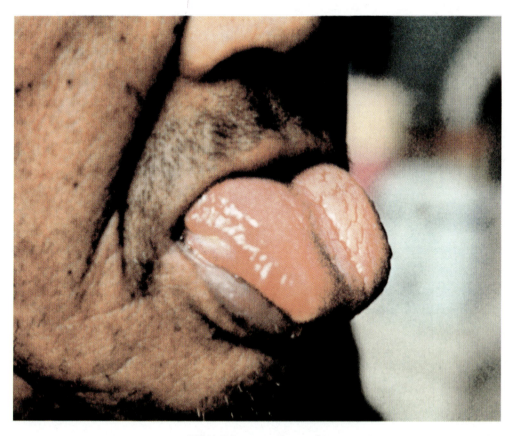

251. *Língua ulcerada*

Aspecto lingual

- **Língua** – Vermelho-escura que parece embolorada. A sua superfície é brilhante e cheia de riscos (fissuras). O lado direito possui uma lesão ulcerada, amarelada, medindo 2×4mm, de difícil cicatrização.

Principais etiopatogenias – Presença de calor nocivo no coração e no baço, ascenção (subida) do pseudofogo ao segmento superior do corpo, depleção de *Yin* com deficiência do baço.

Diagnóstico – Insuficiência de *Qi* e de *Yin*, desarmonia entre o coração e os rins.
Comumente vista em casos de afecções febris resultantes de doenças infecciosas, doenças neurológicas resultantes das doenças pulmonares, etc.

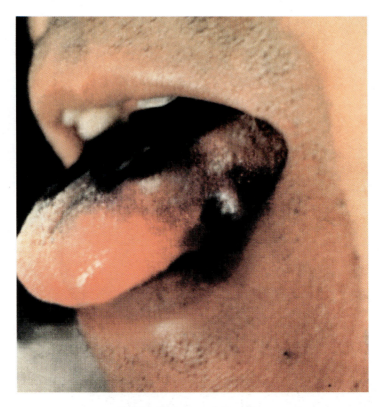

252. *Língua ulcerada*

Aspecto lingual

- **Língua** – Vermelho-arroxeada de tamanho aumentado, brilhante e lisa nas bordas, possui uma lesão escavada, medindo 0,5×0,5cm, situada na parte central do lado esquerdo; ao seu redor, a coloração é roxo-escura e sua superfície está sendo coberta por uma camada de membrana branca.
- **Saburra** – Fina, amarela e de Aspecto sujo.

Principais etiopatogenias – Presença de calor nocivo nos canais do coração. Acometimento de *Yin* por calor exarcebado. Deficiência de *Yin* do fígado e dos rins, ascenção de pseudofogo ao segmento superior do corpo. Retenção de umidade-calor e fator nocivo no fígado e na vesícula biliar.

Diagnóstico – Obstrução do canal da "mente" do coração pela mucosidade-turva, estagnação de *Qi* e estase sangüínea, mucosidade-fogo provoca aparecimento e movimento de vento interno.

Comumente vista em casos de bronquite crônica recidiva com infecção, enfisema, doenças cardiorrespiratórias, doenças neurológicas resultantes das doenças pulmonares.

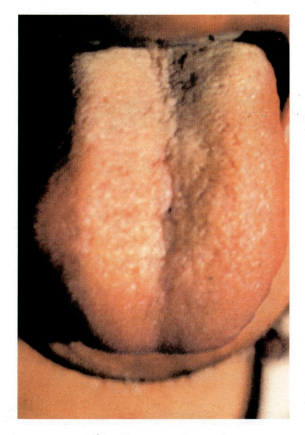

253. *Abscesso lingual*

Aspecto lingual

- **Língua** – Vermelho-escura com tonalidade arroxeada. O lado direito apresenta-se algo edemaciado e elevado, de coloração vermelho-escura (não ulcerada), medindo 1,0×1,0cm. A língua está edemaciada e com facetas dentárias.
- **Saburra** – Em toda a sua extensão, apresenta a coloração amarelo-clara e de aspecto sujo.

Principais etiopatogenias – Exarcebação (hiperatividade) de fogo no coração, retenção de calor no baço, fígado, rins e na vesícula biliar, retenção de umidade-calor e fator nocivo.

Diagnóstico – Umidade-nociva no fígado e na vesícula biliar, estagnação e bloqueio da mucosidade-calor; o vento do fígado move-se no interior do corpo.
Comumente vista nos casos de glossite, úlcera péptica, síndrome de coreoatetose e hepatomegalia, etc.

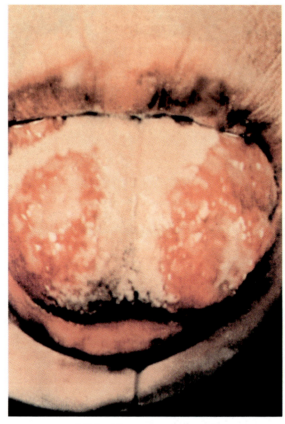

254. *Abscesso lingual*

Aspecto lingual

- **Língua** – Edemaciada, possui quatro áreas com lesões ulceradas. O seu contorno apresenta-se elevado, semelhante a couve-flor, sua coloração é vermelho-viva.
- **Saburra** – Branca, com revestimento de coloração amarelo-acinzentada semelhante ao bolor.

Principais etiopatogenias – Invasão do sangue pelo calor nocivo, retenção interna de umidade-turva, presença de calor nocivo nos canais do coração, retenção de calor no baço e nos rins.

Diagnóstico – Retenção interna de mucosidade-turva, invasão do sangue pelo calor nocivo.

Comumente vista em casos de tumor da língua.

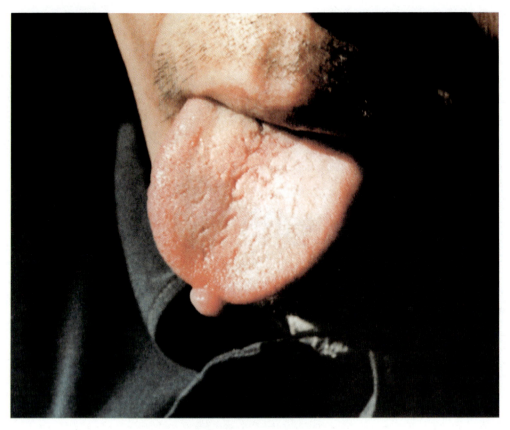

255. *Língua fúngica*

Aspecto lingual

- **Língua** – Vermelho-clara com fissuras. A ponta da língua apresenta uma saliência de 1,0×1,0cm brilhante, escorregadia e sem dor. Esta saliência assemelha-se à cabeça de um cogumelo.
- **Saburra** – Fina, branca e de aspecto sujo.

Principais etiopatogenias – Retenção de fogo no coração e no baço, deficiência de *Yin* com calor no sangue, deficiência de sangue com retenção da umidade.

Diagnóstico – Congestão hepática provocada pela estagnação de *Qi* no fígado que se converte em fogo, ascenção de fogo do coração ao segmento superior do corpo. Neste exemplo, o paciente apresenta regeneração com tumoração de aspecto benigno, após mordida de sua própria língua.

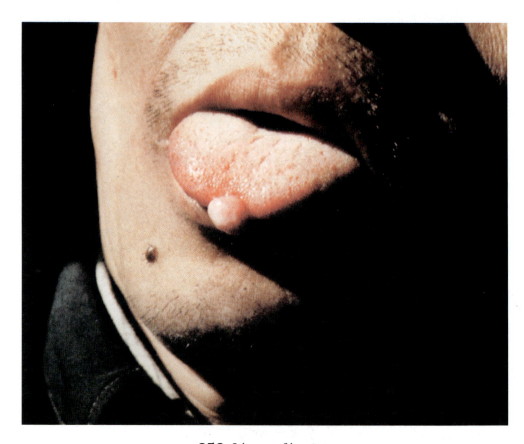

256. *Língua fúngica*

Figura ampliada do exemplo 255.

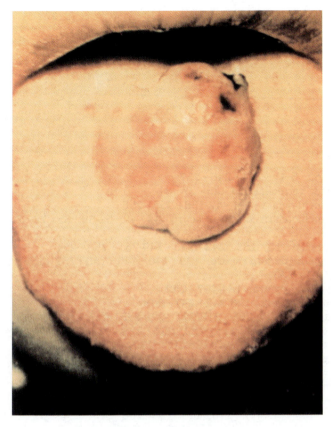

257. *Língua fúngica*

Aspecto lingual

- **Língua** – Pálida (branco-clara), de tamanho aumentado com vegetação de aspecto maligno, cuja cabeça é grande e o pescoço estreito, semelhante a couve-flor. A superfície é ondulada, irregular, sendo que algumas áreas apresentam-se ulceradas, hiperemiadas e sem epitélios. Em seu redor, a saburra é branca e de aspecto sujo.

Principais etiopatogenias – Retenção de fogo no coração e no baço. Consumo (depleção) das essências corpóreas pelo fogo nocivo, depleção de *Qi* e de sangue.

Diagnóstico – Retenção de fogo no coração e no baço, depleção interna de *Qi* e de sangue.
Comumente vista em casos de câncer da língua.

Índice remissivo

Cor da língua
    Língua pálida · 5-41 · 244 · 246 · 257
    Língua pálida vermelha · 24 · 25 · 27 · 31
    Língua vermelho-clara · 1-4 · 42-136 · 255 · 256
    Língua vermelho-clara com tom escuro · 44 · 49 · 52-56 · 65 · 72 · 78 · 95 · 116 · 124 · 126
    Língua vermelha · 137-183 · 243 · 245 · 249-251 · 253 · 254
    Língua vermelha de tom escuro · 139 · 140 · 145 · 150 · 157 · 159 · 160 · 173 · 176 · 178 · 251 · 253
    Língua vermelho-escura · 184-197 · 252
    Língua azul-arroxeada · 198-242 · 247 · 248
    Língua roxo-clara · 204-208 · 218-221 · 223-225 · 227 · 233-237 · 247
    Língua roxo-escura · 210 · 216 · 222 · 226 · 228 · 229 · 231 · 239 · 248
    Língua roxo-escura acentuada · 198-200 · 230 · 232 · 241
    Língua roxo-azulada · 201-203 · 209 · 211-215 · 217 · 238 · 240 · 242

Forma da língua
    Língua envelhecida · 18-20 · 24-27 · 38 · 39 · 67 · 68 · 72 · 77-80 · 87 · 91 · 92 · 99-101 · 105 · 110 · 116 · 117 · 172 · 175 · 188 · 195 · 200 · 219 · 223 · 231 · 232
    Língua viçosa · 1 · 3 · 5 · 7-14 · 17 · 30-34 · 42-44 · 46-48 · 71 · 73 · 88 · 89 · 94 · 108 · 111 · 115 · 121 · 131 · 134 · 137-139 · 146 · 148 · 153 · 164 · 183 · 184 · 186 · 190 · 196 · 213 · 224 · 237 · 244
    Língua edemaciada · 163 · 186 · 192 · 254
    Língua de tamanho aumentado · 4 · 8-10 · 22 · 24-26 · 28 · 30 · 32 · 40 · 41 · 44 · 48 · 49 · 52 · 61 · 63 · 72 · 73 · 81 · 85 · 88 · 89 · 97 · 101 · 103 · 112 · 115 · 117 · 129 · 135 · 137 · 139 · 142 · 159 · 160 · 164 · 175 · 179 · 186 · 189 · 190 · 198 · 211 · 225 · 226 · 231 · 233-235 · 237 · 239
    Língua magra e fina · 6 · 11 · 12 · 15 · 21 · 33 · 34 · 59 · 82 · 99 · 107 · 116 · 137 · 146 · 148 · 154 · 161 · 187 · 193 · 194 · 217 · 238
    Língua fissurada · 5 · 9 · 10 · 43 · 50 · 61 · 64 · 85 · 90 · 106 · 107 · 137 · 139 · 141 · 142 · 144 · 147 · 154 · 162 · 166 · 185-188 · 204 · 211 · 219 · 223 · 228 · 231 · 238 · 244 · 251
    Língua com facetas dentárias · 2 · 8 · 10 · 20 · 22 · 25 · 26 · 32 · 35 · 39 · 44 · 45 · 52 · 65 · 75 · 77 · 83 · 84 · 100 · 115 · 120 · 142 · 159 · 164 · 189 · 206 · 209 · 221 · 233 · 240
    Língua espinhosa · 80 · 151
    Língua com pontos vermelhos (língua de estrela vermelha) · 24 · 27 · 49 · 51 · 63 · 68-70 · 72 · 73 · 75-77 · 79 · 87-89 · 98 · 103 · 112 · 115-117 · 123 · 128 · 132 · 141 · 145-147 · 150-152 · 155 · 156 · 161 · 172 · 174 · 177 · 178 · 180 · 181 · 184-186 · 188 · 195 · 197 · 212 · 216 · 221 · 235 · 247
    Língua com pontos brancos · 141 · 161
    Língua com pontos pretos · 36 · 44 · 55 · 72 · 75 · 124 · 182 · 214
    Língua com pontos hemorrágicos · 15 · 73 · 34 · 214 · 233 · 244 · 245

Língua com manchas hemorrágicas · 5 · 52 · 53 · 55 · 60 · 63 · 73 · 75 · 116 · 145 · 178 · 192 · 203 · 205 · 219 · 226
Língua com petéquias · 244 · 245
Língua com carbúnculo · 246-248
Língua com feridas · 249 · 250
Língua ulcerada · 251 · 252
Abscesso lingual · 253 · 254
Língua fúngica · 255-257
Língua com superfície irregular · 170 · 192 · 199 · 250
Língua dupla · 125 · 243
Língua com veia azul-violeta embaixo da língua · 201 · 202

Movimentos (estados) da língua
Língua rígida · 183
Língua mole e atrofiada · 32 · 69 · 154 · 179
Língua retraída e encurtada · 138 · 171 · 237
Língua desviada · 58 · 67 · 108 · 170 · 193 · 236

Cor da saburra
Saburra branca · 1-4 · 6-22 · 44-92 · 141-148 · 150-153 · 155-158 · 186-190 · 203-217 · 245-247 · 250 · 254-257
Saburra amarela · 3 · 10 · 23-38 · 93 · 95 · 96 · 98-124 · 129-131 · 133 · 134 · 159-176 · 191-194 · 218-234 · 236-237 · 243 · 244 · 247-249 · 252 · 253
Saburra cinza-preta · 39-41 · 125-134 · 136 · 176-182 · 195 · 197 · 232-237 · 239-242
Saburra esverdeada · 135 · 238
Saburra embolorada · 254
Saburra embolorada com aspecto de molho de soja · 183 · 196

Qualidade da saburra
Saburra descamada (língua em espelho) · 5 · 42 · 43 · 137-139 · 154 · 184 · 185 · 198 · 199 · 238 · 251
Saburra descamada em forma de flor (língua geográfica) · 5 · 56-58 · 90 · 153 · 155 · 156 · 230
Saburra descamada no centro (saburra em forma de coração de galinha) · 62 · 166 · 167 · 188
Saburra descamada · 22 · 59-61 · 117 · 143 · 175 · 189 · 212 · 227 · 228
Saburra flutuante (solta) · 154 · 171 · 192 · 194 · 199
Saburra transparente · 7 · 31 · 45-47 · 153 · 186 · 187 · 200 · 204 · 209 · 210 · 250
Saburra escassa · 6 · 44 · 140 · 141 · 144 · 245
Saburra fina · 1-7 · 9-13 · 28-31 · 33-35 · 45-56 · 64-70 · 115 · 116 · 132 · 141-143 · 145-148 · 150 · 161 · 162 · 164 · 168 · 186-189 · 203 · 204 · 206 · 209-213 · 220 · 222 · 244-246 · 249 · 252 · 255
Saburra espessa · 8 · 14-21 · 24-27 · 32 · 36-41 · 57-63 · 71-80 · 83-94 · 96-98 · 103 · 117-131 · 133-135 · 157-160 · 165 · 169 · 172-176 · 178 · 181-183 · 190 · 193 · 196 · 197 · 216 · 217 · 225-229 · 231-233 · 237 · 239 · 248 · 254
Saburra úmida · 1 · 2 · 4 · 5 · 7 · 8 · 10 · 14 · 22 · 48 · 50 · 51 · 63 · 65 · 73 · 75 · 94 · 105 · 125 · 140 · 143 · 145 · 168 · 170 · 191 · 203 · 211 · 220 · 221 · 227 · 248
Saburra escorregadia · 2 · 11 · 30 · 31 · 61 · 66-69 · 71 · 89 · 92 · 124 · 128 · 148 · 149 · 162 · 196 · 206 · 208-210
Saburra seca · 3 · 6 · 15 · 19 · 36 · 41 · 52 · 53 · 74 · 76 · 80-82 · 96 · 116 · 119 · 120 · 121 · 127 · 132 · 137 · 139 · 146 · 147 · 151 · 157 · 164 · 173 · 175 · 176 · 185 · 188 · 193 · 194 · 197 · 213 · 215 · 218 · 229 · 237-239 · 246
Saburra fissurada · 19 · 81 · 82 · 120 · 146 · 147 · 157 · 176 · 189 · 193 · 197 · 213 · 218 · 237

Saburra deteriorada (putrefeita) · 18 · 21 · 26 · 91 · 93 · 114 · 118 · 158 · 170 · 172 · 217 · 225-227
Saburra pegajosa · 13-17 · 24 · 25 · 27 · 29 · 30 · 32 · 36 · 37 · 54 · 59 · 63 · 65 · 70-73 · 75-80 · 83 · 86 · 87 · 94 · 96 · 97 · 122 · 123 · 149-153 · 162 · 165-167 · 169 · 178 · 181 · 182 · 190 · 196 · 205 · 207 · 208 · 214-216 · 220-222 · 229 · 231-234 · 243 · 247 · 248

Associação da cor e da qualidade da saburra

Saburra em floco de neve · 9 · 84 · 85
Saburra branca de aspecto "cozido" · 8
Saburra branca (ou amarela) com depósito de pó branco · 20 · 86 · 97 · 174 · 216
Saburra branca unilateral · 88 · 89-92
Saburra branca e esponjosa na raiz · 87
Saburra branca e fina · 1-4 · 10-13 · 45-55 · 95 · 142-148 · 203 · 212 · 246
Saburra branca e deteriorada · 18 · 21 · 26 · 91 · 93 · 114 · 158 · 217
Saburra branca e pegajosa · 54 · 59-65 · 70-79 · 83 · 86-88 · 90 · 94 · 96-98 · 127 · 150-153 · 156 · 190 · 205 · 207 · 214 · 215 · 247 · 255-257
Saburra branca e escorregadia · 2 · 59 · 61 · 66-69 · 71 · 92 · 126 · 128 · 148 · 149 · 206
Saburra branca e seca · 52 · 53 · 74 · 76 · 79-82 · 146 · 147 · 150 · 151 · 157 · 215 · 218
Saburra branca e amarela no centro · 26 · 38 · 93 · 113 · 114 · 134
Saburra na ponta e amarela na raiz · 23 · 94 · 100-102 · 152 · 224 · 243
Saburra branca na raiz e amarela na ponta · 99 · 163
Saburra parcialmente (metade) amarela e parcialmente branca, cinza ou preta · 34 · 109 · 130 · 165 · 242
Saburra amarela branca · 96 · 98 · 103-105 · 115 · 149 · 154 · 156 · 159 · 160 · 162 · 174 · 191 · 218 · 219 · 223 · 229
Saburra branca, pegajosa e cinza na raiz · 94 · 126-128 · 134 · 195 · 200
Saburra branca lateralmente e amarela no centro · 37 · 39 · 40 · 125 · 129 · 131 · 133 · 134 · 177 · 182 · 233-236 · 239 · 241
Saburra branca lateralmente e verde no centro · 135
Saburra amarela em faixa dupla · 27 · 35 · 95 · 106 · 107 · 161 · 194
Saburra fina e amarela · 28 · 29 · 33 · 116 · 164 · 168 · 244
Saburra amarela e deteriorada · 118 · 170 · 172 · 225-227
Saburra amarela e pegajosa · 29 · 32 · 36 · 37 · 117 · 119 · 129 · 166 · 167 · 220 · 221 · 248 · 252 · 253
Saburra amarela e escorregadia · 30 · 31 · 124 · 220
Saburra amarela e seca · 36 · 116 · 120 · 121 · 164 · 171 · 173 · 193
Saburra amarela e turva · 111
Saburra amarela de aspecto sujo · 163 · 171 · 175 · 194
Saburra amarela, pegajosa e aderente · 38 · 40 · 122 · 123 · 134 · 169
Saburra amarela unilateralmente · 108 · 210 · 249
Saburra amarela parcialmente · 110-112 · 228
Saburra preta em faixa dupla · 132 · 181 · 240
Saburra de aspecto acinzentado · 178 · 242
Saburra parcialmente preta e escorregadia · 134
Saburra preta fina · 130 · 132 · 136 · 170 · 177 · 180
Saburra preta e pegajosa · 39 · 131 · 133 · 134 · 178 · 182 · 195 · 200 · 235 · 236 · 239 · 241 · 242
Saburra preta e espessa · 41 · 176
Saburra preta e escorregadia · 40 · 134
Saburra cinza, preta e seca · 41 · 132 · 136 · 177 · 179 · 237